福建民国时期中医学校教材丛刊

——三山医学传习所卷·第二册

总 主 编　李灿东　苏友新
执行主编　陈　莘　王尊旺　陈建群

全国百佳图书出版单位
中国中医药出版社
·北　京·

本册目录

《内科学》（上）…………………………………………………………… 一
《内科学》（中）………………………………………………………… 一八五

内科学（上）

《内科学》引言

《内科学》为三山医学传习所的教材之一，陈登铠编。根据“中内科学总目”所示，全书共有伤寒病、四时感冒、中风、瘟疫、鼠疫、暑病等25章，但此讲义为残本，缺少淋浊、便泄、下痢、便秘、虚痨这后5章内容。整本书共论述疾病32种，每种疾病大体分为原因、症状、诊断、疗法、处方四个模块，并根据实际疾病有所调整，如在中风的疗法前写明死候，疗法后又附有救急中法、熏法；在瘟疫诊断中对疙瘩瘟有非常详细的考证；在霍乱的处方后附有灸法、刺法、摩擦法、清法等。根据书中学年信息、论述模式的变化及疾病补遗，可以推断该书并非一次性刻印，而是随着教学进度的进展随刻随用。在具体论述上，部分内容已摆脱“先引经据典，其下引用历代医家相关论说，最后参以己见”的固定模式，具体撰写中多将中医经典和西医理论结合起来。本书另有不少眉批，一定程度上增加了文献的版本价值。

中内科學總目

傷寒病
四時感冒
中風
瘟疫
鼠疫
暑病
鼠疫補遺
霍亂
瘧疾

痛風

脚氣

癲狂癇

眩暈

頭痛

黄疸

浮腫

嘔吐噦

諸血

咳嗽

胃痛
淋濁
便洁
下痢
便秘
虚痨

二

内科學目録

傷寒病

原因　症狀
診斷　療法
處方
桂枝湯　桂枝湯加羌活
桂枝加葛根湯　枝枝加附子湯
甘草附子湯　桂枝麻黄各半湯 附桂枝二麻黄一方
桂枝去桂加羌活湯　小柴胡湯
大柴胡湯　梔子豉湯

小陷胸湯
旋覆代赭湯
大青龍湯
麻黄杏仁甘草石膏湯
枝桂二越婢一湯
大承氣湯
調胃承氣湯
猪胆汁方
麻仁丸
麻黄連召赤小豆湯

大陷胸湯
麻黄湯
小青龍湯
白虎加人參湯
白虎湯
小承氣湯
蜜煎導方
茵陳蒿湯
梔子柏皮湯
茵陳連召赤小豆湯

涼膈散
白頭翁湯
五物解肌湯
葛根黃芩黃連湯
大柴胡葳蕤知母湯
栝蔞湯
又方
枳實梔子豉湯
梔豉枳黃湯
犀角地黃湯

二

四逆散
葳蕤湯
解肌湯
七物黃連湯
又方
蘆根飲子
葱豉湯
竹葉石膏湯
人參溫胆湯
導赤瀉心湯

滌疫湯

柴葛解肌湯

升麻葛根湯

三黃石膏湯

四時感冒 又名外感

原因

症狀

診斷

療法

處方

小柴胡湯

桑菊二陳加桔梗薄荷湯

芎蘇飲

人參敗毒散

九味羌活湯

麻黃杏仁薏苡甘草湯

選奇湯

五葉飲

柴葛去羌活石羔解肌湯
逍遥散
葱豉湯
大無神术散
五積散
平胃散
白术附子湯
真武湯

通解三焦加桔枳樓貝湯
香蘇飲
神术湯
再造散
升陽益胃湯
玉屏風散
回陽急救湯

中風

原因

三 症状

診断
一死候
療法
救急中法
熏法
處方
小續命湯（附）麻黄續命 桂枝續命 白虎續命 桂附續命 葛根續命 附子續命 羌活連翹續命
侯氏黒散
天麻丸
資壽觧語湯
滌痰湯
順風勻氣散
地黄飲子
大秦艽湯
三生飲
導痰湯（附）順氣導痰 清熱導痰 祛風導痰 寧神導痰
小活絡丹
大活絡丹
至寶丹
牽正散

轉舌膏
歸芍六君子湯
防風通聖散
加味四斤丸
通關散 附又方
防風湯
杜仲酒
獨活寄生湯
煮散
防己黃芪湯

六味丸
四物湯 附八珍湯
五物湯
三化湯
通頂散
菊花酒
三黃酒
竹瀝湯 又附後方三則
獨活湯
至寶丹

四

牛黄清心丸
蘇合香丸
還少丹

瘟疫

原因(附)風温、濕温、温熱、大頭瘟、斑疹、陰陽毒
症狀
診斷
(附)疙瘩瘟考證
療法
(附)葉香巖三時伏氣外感篇
(附)大頭瘟療法
附陰陽毒療法
辟瘟疫法
天行病差後禁忌
處方
防風通聖散 方見中風门
柴葛解肌湯 方見傷寒门

麻黄湯
小柴胡湯 方見傷寒门
大青消毒湯
苦參湯
葳蕤湯
竹葉白虎湯
調中湯
小陷胸湯 方見傷寒
人中黄丸 附清熱解毒湯
消斑青黛飲

葛根解肌湯
大柴胡湯 方見傷寒门
苦參吐毒熱湯
凝雪湯
桂枝白虎湯
清瘟敗毒散
涼膈合天水散
小承氣湯 方見傷寒
消毒犀角飲
瀉心導赤各半湯

犀角地黃湯 附梔豉湯

神犀丹

梔子湯

黃連解毒湯

普濟消毒飲

連翹敗毒散

至寶丹 方見中風

牛黃清心丸 方見中風

紫雪丹

溫膽湯 附滌痰湯

黑奴丸

升麻鱉甲湯

升麻鱉甲湯去雄黃蜀椒

鼠疫

原因

症狀

診斷

療法

處方

解毒活血湯

經驗塗核塗疔瘡方 附又方五則

消毒散

經驗鼠疫方

鼠疫驗方

又前散方

治陰症疫核方

又塗核方 附又法

急救鼠疫毛痧法 附用方

六

清榮湯 附加味竹葉石羔 化斑湯 解毒活血 銀翹散 大承氣

治出痧方

應驗疫症方

鼠疫毒核散

驗方 附又方三則

塗結核驗方

敷毒核方

治鼠疫白泡子法

清瘟解毒飲 去桔梗加牛蒡

避法

暑病

原因　症狀

診斷　療法

處方

五苓散去桂加香薷　益元散

五物香薷飲　六和湯

消暑丸　消暑十全飲

桂苓甘露散　藿香正氣散

葛根連翹赤小豆湯　不换金正氣散

四逆散
生脈散
竹葉石羔湯
涼膈散

鼠疫補遺

處方
加減荊防敗毒散
銀翹散
加味犀角地黃湯
龍胆瀉肝湯

清暑益氣湯
人参白虎湯
清燥湯去升麻生地蒼朮

疫核腫脹部位

加減連翹敗毒散
涼膈散加減
葛根白虎湯
當歸蘆薈丸

七

加減羚羊温胆湯　葛根連翹赤小豆湯加味

五葉飲　（附代茶）

霍亂 又名吊脚痧

原因　症狀

診斷　療法 附乾霍亂 即絞腸痧

處方

五物香薷飲　理中湯

連理湯　五苓散

真武湯　半夏瀉心湯

四逆加人參湯　通脈四逆加猪胆汁湯

通脉四逆湯
白通加猪膽汁湯
文蛤散
黄芩加半夏生姜湯
桔皮竹茹湯
赤石脂禹餘糧湯
半夏乾姜散
黄芩湯
旋覆代赭湯
肘後葱豉湯

八

白通湯
姜連黄芩人參湯
猪苓湯
猪苓散
四逆湯
附子湯
白頭翁湯
麥門冬湯
鷄矢白散
千金蘆根湯

河間苓桂甘露飲

四苓散

孟英致和湯

景岳神香散

白虎湯

洋參湿膽 去枳姜加蜜砂 黃芩湯

七星茶 附又方

霍亂補遺

生姜瀉心湯

瘧疾

左金丸

王孟英駕輕湯

孟英蠶矢湯

河間六一散

竹葉石膏湯

冷香飲子

〔附〕灸法 刺法 刮法 摩擦法 清法

甘草瀉心湯

原因

症狀

診斷

療法

處方

小柴胡湯

柴平湯

清脾飲

争功散

不二飲

逍遙散

蜀漆散

達原飲

白虎桂枝湯

雙解飲子

涼膈散去硝黃加花粉

五羕飲

常山飲

四獸飲

秦艽鱉甲散　草果飲

柴胡桂姜湯　柴胡知母湯

鱉甲牛膝湯　羌活黄芩湯

瘧母丸　鱉甲煎丸（附禁忌法）

痛風

原因　症狀

診斷　療法

處方

加減逍遙散　柔潤平肝煎

四物湯　四斤丸

蠲痹湯
接骨丹
虎潛丸
五子衍宗丸
犀角散
桑芎溫胆湯
羚羊角地黃湯
六味丸作湯 方見中風门
續斷丸
疏風活血湯

十

小活絡丹
史國公酒方
獨活寄生湯 去肉桂細辛
除湿蠲痛湯
通痹散
龍胆瀉肝湯
加味二妙丸
木瓜散
趁痛散
十姜苓术湯

脚氣 附痿痺

脚氣原因

痺症原因

痿症原因

脚氣診斷 附禁忌

痺診斷

痿診斷

處方

平胃散 方見感冒门

人參敗毒散 方見感冒门

鷄鳴散

木通散

沉香導氣湯

千金溫腎湯

脚氣症狀

痺症狀

痿症狀

脚氣療法

痺療法

痿療法

崔氏方

清暑益氣湯 方見暑病门

三妙散

半夏湯

唐侍中方

清熱瀉濕湯

槟榔散
大腹皮散
防己飲
茱萸丸
葶藶散
八味地黄丸
滋腎丸
千金翼穀白皮粥方
玉屏風散
柔潤平肝煎

十一

羌活導滯湯
簡便方
大聖散
橘皮湯
沉香散
五苓散
杉木湯
逍遥散 去柴薄加桑枝木瓜忍冬方
四物湯 方見中風章
風引湯

七物獨活湯
茵陳連翹赤豆湯
獨活寄生湯 方見中風章
虎潛丸 方見痛風章
四斤丸 方見痛風章
健步丸
補血榮筋丸
導痰湯
二术二陳湯 加竹瀝薑汁方

癲狂癇

千金諸風痺方
黃芪五物湯
人參益氣湯
牛膝丸
五痺湯
清燥湯
六君子湯 加蒼术黃柏竹瀝薑汁方
還少丹 方見中風章

原因
診斷
處方
溫膽湯 方見瘟疫章
加減涼膈散
白虎湯 方見傷寒章
當歸承氣湯
定志丸
生鐵落飲
琥珀散

證狀
療法
葉天士方
小承氣湯 方見傷寒章
犀角地黃湯 方見傷寒章
滋硃丸作湯合溫膽方
茯苓（神）散
虎睛丸
甯神導痰湯

十二

養血清心湯　清神湯
犀角丸　奪命散
又方　柏子仁散
驚氣丸　控涎丹
苦參丸　硃砂安神丸

眩暈

原因　症狀
診斷　療法
處方
天麻芍牡蠣溫膽湯　半夏天麻白朮湯

柔潤年肝煎 方見痛風章

近效白术散

澤瀉湯

真武湯 方見霍乱章

補血湯

加味左歸飲

二加龍牡湯

東志異功散

鹿茸腎氣丸

逍遥散去柴加天麻方

頭痛

原因

症狀

診斷

療法

處方

芎芷二陳加桔梗薄荷湯 感冒

小柴胡湯 方見傷寒章

十三

芎蘇散 方見感冒章
大無神朮散 方見感冒章
菊蒼散
茶調飲
升麻葛根湯 方見傷寒章
清震湯
人參吳茱萸湯
選奇方
葛根白虎湯 方見鼠疫補遺
羌活附子湯

逍遙散 方見感冒章
桂枝去桂加羌活湯 見傷寒
東垣清空膏
紫芎溫膽湯
枳朮二陳加桔梗甘菊湯
白朮附子湯
三五七散
涼膈散 方見傷寒章
半夏白朮天麻湯

黃疸

原因

診斷

處方

平胃散 方見感冒章

茵陳五苓散

茵陳蒿湯 方見傷寒

梔子柏皮湯 方見傷寒章

茵陳溫膽湯

茵陳散

症狀

療法

茵陳連翹赤小豆湯 方見傷寒

梔子大黃湯

麻黃連翹赤小豆湯 方見傷寒

旋覆代赭湯 方見霍亂章

四苓湯

蒼朮湯

十四

茵陳卮子湯
穀疸丸
小溫中丸
小柴胡湯 方見伤寒
小建中湯
小半夏湯
桂枝加黃芪湯
茵陳姜附湯
理中湯 方見霍乱门
真武湯 方見霍乱章
六君湯
石膏散
七味湯
猪膏煎

浮腫 附脹滿

原因
症狀
診斷
療法

處方

五皮飲

五苓散 方見霍亂章

金匱五淋湯

疏鑿飲子

燈草蘿蔔湯

赤小豆湯

葶藶木香散

大承氣湯 方見傷寒

十棗湯

胃苓湯

茵陳連翹豆散 方見瘟疫

沉香琥珀丸

神仙九氣湯

夏姜朴草人參湯

防己茯苓湯

厚朴七物湯

甘遂半夏湯

己椒藶黃丸

黄芪芍药桂枝苦酒湯
中满分消丸
滋腎丸
苓桂朮甘湯
香砂六君子湯
水蠱方
鯉魚湯

中满分消湯
實脾飲
濟生腎氣丸
真武湯加沉香牛膝防己木瓜湯
外用敷藥
全生白朮散
加味天仙藤散

嘔吐噦

原因
症狀
診斷
療法

處方

吳茱萸湯
黃芩加半夏生薑湯方見霍乱
小半夏湯
大半夏湯
茯苓澤瀉湯
梔子竹茹湯
旋覆代赭湯方見霍乱
麥門冬湯
安胃散

半夏瀉心湯方見霍乱
豬苓散方見霍乱
小柴胡湯方見傷寒
大黃甘草湯
橘皮竹茹湯
薤白粥
左金丸
丁香柿蒂散
平胃散方見感冒

十六

通草桔皮湯
乾姜黄芩連人參湯
千金翼嘔噦方 附又方
香砂六君子湯
廣濟檳榔散
理中安蚘丸
附子理中丸
左逆飲
苓桂朮甘湯 方見浮腫

諸血

原因
症狀
診斷
療法
處方
甘草乾姜湯
溫膽湯

大半夏湯
十灰散
瀉心湯
百合固金湯
黄土湯
甘露飲
海藏紫菀湯
舌上出血方
黄連散
鼻衄血不止方

四生丸
丹溪治咳血方
柏葉湯
鎮陰煎
犀角地黄湯 方見傷寒
復脉炙甘草湯
汗血方
齒縫出血方
綠花散
十七
地黄湯

當歸赤豆散
秦艽白朮丸
駐車丸
歸脾湯

咳嗽 附肺痿肺癰哮喘

原因
診斷
處方
前杏二陳湯
桔蘇散

濟生烏梅丸
本事槐花散
人參桃花湯
鼻衄不止外治驗法

狀症
療法
桔梗湯
溫肺湯

洗肺散
桑菊飲
桔梗湯
麥門冬湯 方見霍乱门
清燥救肺湯
甘露飲 方見諸血
三子養親湯
小青龍湯 方見傷寒章
桂苓术甘露湯 方見浮腫章
滋腎丸

十八

訶黎勒丸
百花二陳湯
金沸草湯
清肺飲
復脉炙甘草湯 方見諸血章
葦莖湯
瀉白散
真武湯 方見霍乱章
桂附白味丸
外台茯苓飲

聖劑人參桔梗散　六君子湯
金水六君子湯　安腎丸
四磨飲　葶藶大棗瀉肺湯

胃痛　附胃癰腸癰胸痺心腹痛脇肋痛疝氣

原因　症狀
診斷　療法
處方
平胃散　方見感冒章　温膽湯　方見瘟疫章
半夏瀉心湯　方見霍乱章　連理湯　方見霍乱章
參桂烏梅丸　七氣湯

黄連湯
黄芩湯
射干湯
清胃散
東垣托裏散
大黄牡丹湯
栝蔞薤白半夏湯
茯苓杏仁甘草湯
桔皮枳實生姜湯
清中湯

通解三焦方
芍藥甘草附子湯
薏米仁湯
牡丹散
薏米附子敗醬散
栝蔞薤白白酒湯
枳實栝樓薤白桂枝湯
薏米附子散
小陷胸湯 方見傷寒章
大建中湯

芍藥甘草湯
調中益氣湯
甘草瀉心湯 方見霍亂三章
真武湯 方見霍亂 亦見感冒
四逆散 方見暑病
外台走馬湯
赤茯苓湯
降經湯 一名旋福花湯
逍遙散 方見感冒
越鞠丸

附子粳米湯
理中湯 方見霍亂三章
痛瀉要方
通脈四逆湯 方見霍亂
外台柴胡桂枝湯
枳殼煎散
推氣散
當歸生姜羊肉湯
七味丹參飲
滑氏補肝散

枳芎散

煖肝煎

逍遥散去薄荷合金鈴子散（方感冒）

補中益氣湯

左歸飲

升麻葛根湯

千金翼洗陰腫方

大黄附子湯

五苓散（方見霍亂）

七層茴香散

六味丸加升麻（見中風 即六味加升麻）

三層茴香丸（附二三料方）

錦囊秘方

外塗方

淋濁 附痳並遺精症門

原因

症狀

診斷

療法

處方

大分清飲

萆薢分清飲

蒲灰散

局方石葦散

白虎加人參湯 方見傷寒

猪苓湯 見霍乱

五苓湯

千金翼治熱淋及血淋方

田螺青鹽膏

五苓散 方見霍乱

茵陳連翹豆湯 加黄柏萆薢石葦草

茯苓戎鹽湯

栝蔞瞿麦丸

導赤散

六味湯 見中風 即六味丸

龍膽瀉肝湯 方見痛風

八正散

本事葱熨法 附又法

治血淋方

色淋方

三才封髓丹

四君子湯加遠志

千金方

左歸飲

還少丹 方見中風

局方茯兔丹

牛膝湯

木通湯

牛膝膏

補中益氣湯

龍骨兔絲子丸

金鎖固精丸

黄連清心湯

八味丸 見中風

龜鹿二仙膠

妙香散

滋陰化氣湯

滋腎丸 方見脚氣章

廿一

千金翼肥轉方

便泄

原因　　症狀

診斷　　療法

處方

四苓散　　胃苓散見浮腫

五物香薷飲見霍亂　　痛瀉要方

黃芩湯見霍亂　　白頭翁湯見霍亂

赤石脂禹餘糧方方見霍亂　　四逆散方見暑病

七味白朮散　　參苓白朮散

四神丸　補中益氣湯 方見淋濁章
真武湯 見霍乱　理中湯 見霍乱
建理湯 見霍乱　人參桃花湯
聖濟附子丸　附子粳米湯 方見胃痛
真人養臟湯

下痢
原因　症狀
診斷　療法
處方
平胃散 見感冒　小柴胡湯 見傷寒章

四逆散 見暑病章

葛根芩連甘草湯

白頭翁湯 見霍乱并伤寒

小承氣 見伤寒

加味當歸赤豆湯

斗門秘傳方

人参桃花湯 見便溏章

聖濟和中湯

聖濟黑豆湯

濟生烏梅丸

芍藥湯

黄芩湯 見霍乱

人参敗毒散 見感冒

猪苓湯 見霍乱

三奇散

駐車丸

真人養臟湯 方見便溏

聖濟附子丸 見便溏

滋腎丸 方見脚氣

便秘

原因　症狀

診斷　療法

處方

溫膽加樓貝欝杏去陳夏湯　五仁湯

通解三焦方　小承氣湯見傷寒章

大承氣湯見傷寒　麻仁丸

大半夏湯見諸血章　十五製清寧丸附製法

蜜煎導見傷寒　猪膽汁導方見傷寒

更衣丸　濟川丸

廿三

當歸地黃丸　益血潤腸丸

潤腸丸　五仁丸

真武湯加蜜炒牛膝肉蓯蓉

虛勞

原因　症狀

診斷　療法附調攝 傳尸癆

處方

小建中湯　黃芪建中湯

桂枝龍骨牡蠣湯　玉屏風散見感冒

歸脾湯　天王補心丹

妙香散 方見淋濁之章
復脉甘草湯 方見諸血
大補陰丸
八珍湯
人參養榮湯
二加龍牡湯 方見眩暈
六味丸 見中風
柔潤平肝煎 見痛風
五子衍宗丸 見痛風
保元湯

六君子湯 見脚氣
補中益氣湯 方見淋濁
葉氏方
十全大補湯
七寶美髯丹
還少丹 見中風
八味丸 見脚氣
四斤丸 見痛風
四物湯 見中風章
唐鄭相國方

滋腎丸見脚氣

薯蕷丸

外台傳尸癆方

大黄䗪蟲草

肘後獺肝散

三山醫學傳習所內科學講義

陳登鏜編輯

內科學

傷寒病

原因

素問熱論篇。黃帝問曰。今夫熱病者。皆傷寒之類也。或愈或死。其死皆以六七日之間。其愈皆以十日以上者何也。不知其解。願聞其故。岐伯對曰。巨陽者。諸陽之屬也。其脈連於風府。故為諸陽主氣也。人之傷於寒也。則為病熱。熱雖甚不死。其兩感於寒而病者。必不免於死。帝曰。願聞其狀。岐伯曰。傷寒一日。巨陽受之。故頭項痛。腰脊強。二日陽明受之。陽明主肉。其脉挾鼻絡於目。故身熱目疼而鼻乾。不得卧也。三日少陽受之。少陽主膽。其脉循脇絡於耳。故胸脇痛而耳聾。三陽經絡皆受其病。而未入於藏者。故可汗而已。四日太陰受之。太陰脉布胃中。絡於嗌。故腹滿而嗌乾。五日少陰受之。少陰脉貫腎絡於肺。繫舌本。故口燥咽乾而渴。六日厥陰受之。厥陰脉循陰器而絡於肝。故煩滿而囊縮。三陰三陽。五臟六府皆受病。營衛不行。五藏不通則死矣。其不兩感於寒者。七日巨陽病衰。頭痛少愈。八日陽明病衰。身熱少愈。九日少

陽病衰耳聾微聞十日太陰病衰腹減如故則思飲
食十一日少陰病衰渴止不滿舌乾已而嚏十二日
厥陰病衰囊縱少腹微下大氣皆去病日已矣帝曰
治之奈何岐伯曰治之各通其藏脈病日衰已矣其
未滿三日者可汗而已其滿三日者可泄而已帝曰熱
病已愈時有所遺者何也岐伯曰諸遺者熱甚而强
食之故有所遺也若此者皆病已衰而熱有所藏因其
穀氣相薄兩熱相合故有所遺也帝曰善治遺奈何
岐伯曰視其虛實調其逆從可使必已矣帝曰病熱
當何禁之岐伯曰病熱少愈食肉則復多食則遺此

其禁也。帝曰：其病兩感於寒者，其脈應與其病形何如？岐伯曰：兩感於寒者，病一日則巨陽與少陰俱病，則頭痛口乾而煩滿；二日陽明與太陰俱病，則腹滿身熱，不欲食，譫語；三日則少陽與厥陰俱病，則耳聾囊縮而厥，水漿不入，不知人，六日死。帝曰：五藏已傷，六府不通，榮衛不行，如是之後，三日乃死，何也？岐伯曰：陽明者，十二經脈之長也，其血氣盛，故不知人，三日其氣乃盡，故死矣。凡病傷寒而成溫者，先夏至日者為病溫，後夏至日者為病暑，暑當與汗皆出，勿止。

陰陽大論云：春氣溫和，夏氣暑熱，秋氣清涼，冬氣凜以此則四時正氣之序也。冬時嚴寒，萬類深藏，君子周密，則不傷於寒。觸冒之者，乃名傷寒耳。其傷於四時之氣，皆能為病，中而即病者，名曰傷寒。不即病者，寒毒藏於肌膚中，至春變為溫病，至夏變為暑病。暑病者，熱極重於溫也。是以辛苦之人，春夏多溫熱病者，皆由冬時觸冒寒冷之所致，非時行之氣也。凡時行者，春時應暖而反大寒，夏時應熱而反大冷，秋時應涼而反大熱，冬時應寒而反大溫，此非其時而有其氣，是以一歲之中，長幼之病多相似者，此則時行之氣也。

仲景之謂傷寒者。而中風繫之。始於太陽者。以太陽為先天之巨陽也。或已發熱。未發熱。必惡寒。其病或傳或不傳。有不從太陽而竟至於陽明少陽。以及於三陰者。僅其經之部位。而受之也。靈樞病形篇曰。中於面。則下陽明。中於項。則下太陽。中於頰。則下少陽。其中於膺背兩脇。亦中其經。又曰中於陰者。從䯒臂始。此皆不必拘於首傷太陽也。

王叔和曰。傷寒之病。逐日淺深。以施方治。今世人得傷寒。或始不早治。或治不對病。或日數久淹。困乃告醫。醫又不知次第而治之。則不中病。皆以臨時消息制矣。無不效也。
九卷云：黃帝曰：傷寒熱病死候有九：一曰汗不出，大灌發者死；二曰泄而腹滿甚者死；三曰目不明，熱不已者死；四曰老人嬰兒熱病腹滿者死；五曰汗不出，嘔下血者死；六曰舌本爛，熱不已者死；七曰咳而衄，汗不出，出不至足者死；八曰髓熱者死；九曰熱而痙者死。熱病痙者，腰反折，瘈瘲，齒噤齘也。熱病七八日，脈微小，病者便血，口中乾，一日半而死。熱病七八日，脈不躁，不散數，後三日中有汗；三日不汗，四日死。熱病已得汗而脈尚躁盛，此陰脈之極也，死；其得汗而脈静若生。熱病脈常盛躁。而不得汗者。此陽脈之極也。死。脈盛躁得汗者生。

症狀

始由惡寒。繼則發熱。有惡寒而不發熱者。有發熱而不惡寒者。頭或痛或不痛。熱爲汗解。或汗出而熱仍不解者。口或渴或不渴。大便如故。或結或泄。甚則耳聾譫語。胸脇痛。痞滿腹脹。煩燥不得眠。隨所傷其經而發現諸症。

診斷

傷寒脈證。仲景論中已詳。茲採醫部舌上胎一則。以

備舌胎

傷寒舌上胎，何以明之？舌者心之竅，屬火，本紅而澤。傷寒三四日已後，舌上有膜，白滑如胎，甚者或燥或澀，或黃或黑，熱氣淺深之謂也。邪氣在表者，舌上即無胎。及邪氣傳裏，津液結搏，則舌上生胎也。寒邪初傳，未全成熱，或在半表，或在半裏，或邪氣客於胸中者，皆舌上胎白而滑也。經曰：舌上如胎者，以丹田有熱，胸上有寒，邪初傳入裏者也。陽明病脇下鞕滿，不大便而嘔，舌上白胎者，可與小柴胡湯，是邪氣在半表半裏者也。陽明病若下之，則胃中空虛，客氣動膈心中懊憹，舌上胎者，梔子豉湯主之，是邪客於胸中者也。臟結宜若下，舌上胎滑者，則云不可攻也，是邪未全成熱，猶帶表寒故也。及其邪傳為熱，則舌之胎不滑而澀也。經曰：傷寒七八日不解，熱結在裏，表裏俱熱，時時惡風，大渴，舌上乾燥而煩，欲飲水數升者，白虎加人參湯主之。是熱耗津液，而滑者已乾也。若熱聚於胃，則舌為之黃，是熱已深也。金匱要略曰：舌黃未下者，下之黃自去。若舌上色黑，熱又為熱之極也。黃帝鍼經曰：熱病口乾舌黑者死。以心為君主之官，開竅於舌，黑為腎水見於心部，心者火，腎者水，邪熱已極。水不濟火。腎精已涸。故知必死。觀其口舌亦可見其逆順矣。

療法

夫傷寒三百九十七法。無出於表裏虛實陰陽冷熱八者而已。若能明此八者。則三百九十七法可得一定於胸中也。何以言之。有表裏虛實。有裏實表虛。有表裏俱實。有表裏俱虛。有表寒裏熱。有表熱裏寒。有表裏俱寒。有表裏俱熱。有陰證。有陽證。其所治各不同。要當明辨而治之也。其表實者。脈浮緊。頭痛。發熱惡寒。體痛而無汗也。治宜發表汗之。表虛者。脈浮緩

表實者脈浮緊惡寒
無汗
表虛者脈浮緩惡風
有汗

頭痛發熱惡風，體痛而有汗也。治宜實表散邪。其裏實者，腹中硬滿，或痛，大便不通，潮熱，譫語妄言發渴，脈實有力，治宜下之。裏虛者，腹鳴自利，嘔吐，有寒有熱，依法治之。如表裏俱實，內外皆熱，脈數有力而無汗者，輕用通解湯，重用清熱湯，通解表裏也。若夫燥熱飲水而脈洪數者，用人參白虎湯，大便不通者，下之。半表半裏之證，宜和解之。如表裏俱虛者，自汗自利而或嘔，內外皆虛，脈必浮細無力，宜溫補之。如表寒裏熱者，身寒厥逆，脈滑數，口燥渴，輕則四逆散，人參白虎湯，重則承氣湯下之。如裏寒表熱者，發熱下利，身痛面赤煩燥。脉沈足冷。治宜温補。如陽證發熱，則脉洪數而有力。陰證發熱，則脉沈細而無力。或陰證發熱，亦有脉來大者，按之必無力而散，乃虛陽伏陰也。當明辨之。

王叔和曰：夫表和裏病，下之而愈，汗之則死。裏和表病，汗之而愈，下之則死。夫如是則神丹不可以誤發，甘遂何可以妄攻。表裏之治，相背千里，吉凶之機應若影響。然則桂枝下咽，表和則斃；承氣入胃，裏平則亡。此表裏虛實之交錯，其候至微；發汗吐下之相反，其禍至速。而醫術淺狹，為治乃誤，使病者隕沒自謂其分。至令冤魂塞於冥路。死尸盈於曠野。仁者鑒此。豈不痛歟。

處方

桂枝湯。治太陽傷風。自汗頭痛項強。發熱惡寒。脉浮緩。金匱千金外台聖劑方。俱改為小劑。

小桂枝二錢去皮四分 杭白芍二錢生切四分 炙甘草一錢六分

老生姜二錢四分 大紅棗四劈枚

右五味。以水二杯半。煎八分。去渣。適寒溫服。須臾歠熱稀粥一小碗。以助藥力。覆取微汗。不可令如水流漓。若不汗更服一劑。依前法。又不汗當再服。

禁生冷粘滑。肉麪五辛。酒酪臭惡等物。

桂枝湯加羌活。治太陽傷風。微惡寒。而不發熱。口不渴。四肢倦怠無汗者。

即桂枝湯加川羌活一錢五分。不須啜粥。

服前微惡寒者。而不罷者。前方再加當歸一錢五分。

服後微似汗。惡寒自罷。不汗微惡者。加南查肉一錢五分。

桂枝加葛根湯。治太陽病項背強几几。反汗出惡風者。

小桂枝（去皮）二錢四分 白芍藥二錢四分 炙甘草一錢六分

大紅棗四枚 老生薑二錢四分 粉葛根三錢二分

右藥以水四杯。先煎葛根減一杯。去上沫。納諸藥。煎八分。温服。覆取微汗。不須啜粥。禁忌同桂枝。

桂枝加附子湯。

治太陽發汗。遂漏不止。其人惡風。小便難。四肢微急。難以屈伸者。

桂枝湯原方加炮附子一錢五分。

右藥以水二杯半。煎八分杯。去渣温服。日可兩服。服後汗仍不止。當去桂枝生姜。加漂白术二錢。

甘草附子湯

治風濕相搏。骨節煩疼。掣痛不得屈伸。近之則痛劇。汗出短氣。小便不利。惡風不欲去衣。或身微腫者。此主之。

炙甘草一錢六分 漂白朮一錢六分 小桂枝三錢二分 炮附子三錢
右藥以水二杯煎一杯去滓温服日兩服初服得
微汗則能食汗止復煩者服半杯爲始
桂枝麻黄各半湯 治太陽得之八九日如瘧狀脉
微而惡寒面色反有熱色不得小汗出身必癢
者主之
小桂枝一錢三分三厘三毫 白芍藥八分 麻黄莖八分去節
老生薑八分 大紅棗四枚 炙甘草八分
苦杏仁八枚湯浸去皮尖兩仁不用
右七味以水一杯七分先煮麻黄一二沸去上沫

納諸藥濾煮取六分杯去渣服日可三服

此方分量更易名爲桂枝二麻黄一湯治太陽形如瘧日再發汗出必解足見分量不同治法稍異

小桂枝一錢三分六厘六毫　杭白芍一錢　麻黄茎五分三厘三毫去節

苦杏仁五枚　炙甘草八分七厘　老生薑一錢　大紅棗五枚

右藥以水二杯五分先煮麻黄一二沸去上沫納諸藥煮取一杯溫服日可再服

桂枝去桂加羌活湯　治太陽傷風惡寒發熱頭痛寒多熱少其人不渴者或肌熱而欲近衣者

川羌活一錢五分　生白芍一錢五分　炙甘草八分

煎生薑二片　大紅棗三枚劈開

右藥水三中杯煎八分溫服日可再服

嘔逆加薑半夏二錢　咽次不開加苦桔梗一錢五分

鹽枳殼一錢　脹悶又嘔涎沫者加蘊陳皮一錢

小柴胡湯　治太陽病身熱惡寒頸項强脇下滿手足溫而渴或太陽陽明二經發熱不惡寒熱往來又治少陽經發熱口苦耳聾其脈弦者

北柴胡二錢七厘六分　枯條芩二錢四分　西洋參二錢四分

粉甘草二錢四分　老生薑二錢四分　大紅棗四枚劈

薑半夏三錢切　方中之參或用沙參三錢亦可

下利止

右七味以水四杯煮取二杯去滓再煎至一杯分兩次溫服

若胸中煩而不嘔去半夏人參加栝樓實四錢

若渴者去半夏加參合前成三錢四分栝樓根三錢二分

若腹中痛者去黃芩加白芍藥二錢四分

若脇下痞鞕去大棗加牡蠣殼三錢二分

若心下悸小便不利者去黃芩加茯苓三錢二分

若不渴外有微熱者去參加桂枝二錢四分溫覆取微汗愈

若欬者。去參大棗生姜。加五味子一錢五分。北乾姜一錢六分。

大柴胡湯　治太陽病未解。便傳入陽明。大便不通。熱實心煩。或寒熱往來。其脈沈實者。此方下之。

北柴胡二錢四分　煮半夏一錢五分厚切　杭白芍一錢二分

枯條芩一錢二分　老生姜二錢切片　炙枳實七分

生大黃八分　大紅棗二枚去核

右藥以水四杯。煮取二杯。去滓。再煎一杯。溫服。日可三服。大便已通。不必再服。

若大便已通。見以上諸症者。則去大黃。不嘔吐。口渴者去姜棗，加川貝母錢半。渴甚熱重者，更加天花粉三錢三分。

若發熱甚，汗不出者，加葛根一錢六分。

若大便通而不暢，或燥結者，去大黃，加栝樓仁錢四。

若小便不利，加結茯苓二錢三分。

梔子豉湯　治太陽病發汗吐下後，虛煩不得眠，反覆顛倒，心懊憹者。

生梔子杵七枚　淡豆豉布包一錢五分

右藥以水一杯三分，先煮梔子九分，納豉煮取半杯，去滓，溫服。日可再服，得吐止一服。

若少氣者。加粉甘草一錢二分。名梔子甘草豉湯。
先煮梔子甘草。後入豆豉。
若嘔者。加生姜。名梔子生姜豉湯。先煮梔
子生姜。後納豉。煎成去滓溫服。

小陷胸湯　治小結胸病。正在心下。按之則痛。脈浮
滑者。主之。　又治心下結痛。氣喘悶者。
川雅連八分　煮半夏三錢三分　括樓實五錢
右三味。以水二杯。先煮括樓。取一杯。去汁納諸藥。
煎取七分溫服。
若咽乾。加川貝母去二錢。胸塞加枳殼。一錢鹽水炒。

小便不利加結茯苓三錢。

大陷胸湯。治大結胸證。脉沈而緊。心下痛。按之石鞕者。

酒大黄二錢四分　淨芒硝二錢五分　甘遂末二分五厘

右三味。以水三杯。先煮大黄。取一杯五分。去滓。納芒硝。煮一兩沸。入甘遂末。溫服一杯。得快利。止後服。不下可再服。

大陷胸丸　治結胸證。項亦強。如柔痓狀。下之則和。

此方主之。

酒大黄二錢四分　葶藶子熬三錢　苦杏仁去皮炒黑二錢五分

淨芒硝一錢（五厘）六分

右四味，先擣大黃、葶藶，篩過，次納杏仁、芒硝，合研如脂，和散，作丸如彈子大一枚，別杵甘遂末二分五厘，白冬蜜四錢，水二杯，煮取一杯，溫頓服之，一宿乃下蓄水。

旋覆代赭湯　治汗吐（下）不解後，心下痞鞕，噫氣不除者，此方主之。

蘇覆花二錢四分（夏布包）　代赭石四錢　西洋參一錢六分

薑半夏三錢（厚切）　炙甘草一錢六分　老生薑四錢

大紅棗四枚

内科學　十三

右七味。以水六杯。煮取四杯。去滓。再煎取二杯。分兩次服。

此方並治胸室嘔吐。及呃逆頻頻。乃降逆和胃開肺滌飲之方也。

口乾小便不利。去姜棗。加結茯苓三錢。胸次不舒。加蜜砂仁三錢。嘔逆釀酸。加吳茱萸八分。泡淡川黃連七分。胃脘脹者。加鹽陳皮一錢。飲食不思。加南查肉一錢五分。大麥芽一錢三分。

若心下痛。欲作噫氣者。可送左金丸一錢五分。如痛引兩脇者。加蘇百合三錢。台烏藥一錢五分。

麻黃湯　治太陽病。頭痛發熱。身疼腰痛。骨節疼痛。
惡寒無汗而喘者。此方主之。
麻黃去節二錢四分　小桂枝去皮一錢六分　苦杏仁二十三個
炙甘艸七分
右四味。以水三杯。先煮麻黃減七分杯。去上沫。納
諸藥。煮取八分。去滓。溫服。覆取微似汗。不須啜粥。
餘如桂枝法。

大青龍湯　治太陽中風。脈浮緊。發熱惡寒。身疼痛。
不汗出而煩躁者。此方主之。
麻黃去節四錢八分　小桂枝去皮一錢六分　炙甘草一錢六分

苦杏仁十七枚 生石膏雞子黃大（杵碎） 老生姜八分
大紅棗四枚
右葯以水三杯。先煮麻黃減去七分杯。去上沫。納諸葯。煮取一杯。去滓溫服。取微似汗。汗出多者。以溫粉撲之。或分兩次服。汗出者。止後服。

小青龍湯 治傷寒表不解。心下有水氣。乾嘔發熱而渴。或欬。或利。或噎。或小便不利。少腹滿。或喘。此方主之。

麻黃二錢四分（去節） 白芍葯二錢四分（生切） 北細辛二錢四分
北乾姜二錢四分 炙甘草二錢四分 小桂枝二錢四分

煎半夏三錢 五味子一錢

右藥以水三杯先煎麻黄減七分杯去上沫納諸藥煮取一杯分兩次温服每隔三小時服一次

若微利者去麻黄加蕘花 金匱加石羔二錢四分治肺脹欬而上氣煩燥而喘脉浮

麻黄杏仁甘草石膏湯 治太陽病發熱而渴不惡寒暑為温病若發汗已身灼熱者名曰風温亦可主之 又治發汗後不可更行桂枝湯若汗出而喘無大熱者此湯主之下後同

麻黄莖 三錢二分 去節 苦杏仁 二十七枚 去皮尖 炙甘草 四錢一分

生石膏 四錢八分

右四味。以水二杯。先煮麻黄去上沫。納諸藥。煮取一杯。去滓。分兩次服。每服相隔二小時。

元犀云。此借治風溫之病。論曰太陽病。發熱而渴不惡寒者。爲溫病。若發汗已。身灼熱者。名曰風溫。一節。未出其方。此處補之。其文畧異。寔則互相發明。其義一也。

柯韻伯曰。此方爲溫病之主劑。凡冬不藏精之人。熱邪伏於臟腑。至東風解凍。伏邪自內而出。治當乘其熱。而汗之。熱隨汗解矣。此症頭項强痛與傷寒儘同。惟不惡寒而渴以別之證。係有熱無寒。故参蘇散去熱。用石膏以解表裏俱熱之症。岐伯所謂未滿三日可汗而已者。此法是也。此病得於寒暑而發於風邪。故又名曰風溫。

白虎加人參湯　治發汗後熱不退。大渴煩飲水。脈洪大者主之。

肥知母四錢八分　生石膏一兩二錢八分　西洋參四錢二分

淨粳米六錢　炙甘草一錢六分

右五味。以水三杯三分。煮米熟湯成。去滓。溫服一碗。日兩服。此方因太陽病。大汗出。外邪已解。而汗多亡陽明之津液也。

傷寒學　十丁

桂枝二越婢一湯　治太陽病發熱惡寒，熱多寒少，脈微弱者，此無陽也。此湯主之。無陽外無陽邪之表證也

小桂枝九分　杭白芍九分　麻黃莖九分　炙甘草九分

大紅棗四枚　老生姜八分七厘　生石羔一錢二分

右七味，以水二杯半，煮麻黃一二沸，去上沫，納諸藥，煎取一杯，去滓，溫服，日服兩次。

白虎湯　治發汗後，大熱不解，多汗出，不惡寒，大渴能飲水者，此方主之。

肥知母四錢八分　生石羔一兩二錢八分布包

炙甘草一錢六分　淨粳米六錢布包

右四味。以水三杯三分。煮米熟湯成。去滓。溫服一杯。日再服。

大承氣湯　治陽明病。大實大滿。大便不通。腹痛大熱。其脉沈實。或譫語。本有宿食燥屎者。主之。

風化硝三錢六分　酒大黄四錢八分

炙枳實二錢五分　炙厚朴去皮七錢二分

右四味。以水五杯。先煮枳朴取二杯半。去滓。納大黄煮取一杯。去滓。納風化硝。更上微火一兩沸。分温再服。得下。餘勿服。

小承氣湯　治陽明病。潮熱。大便難。脉沈而滑及内實腹痛者，此方主之。

酒大黄四钱八分　川厚朴二钱四分，炙，去皮　枳實一钱半，炙

右三味，以水二杯，煮取一杯，去滓，分温二服。初服湯當更衣，不爾者盡飲之。若更衣者，勿服之。

調胃承氣湯　治病在太陽，而得陽明之陽盛，熱汗後惡熱，譫語，心煩，中滿，脈浮者主之。

酒大黄四钱八分　炙甘草二钱四分　風化硝三钱六分

右三味，以水三杯，煮取一杯，去滓，納風化硝，更上微火煮令沸，少少温服之。

論曰：陽明不吐不下，心煩者，可與調胃承氣湯。

蜜煎導方

治陽明病，自汗出，若發汗，小便自利者，此為津液內竭，大便雖鞕，不可攻之，當須自欲大便，宜蜜煎導而通之。若土瓜根及與大豬膽汁，皆可為導也。老人虛秘，及陰虛便秘者，均可導之。

净冬蜜

一味，於銅器內，微火煎，稍凝如飴狀，攪之勿令焦著，俟欲可丸，併手捻作挺，令頭銳，大如指，長二寸許，當熱時急作，冷則鞕，以納穀道中，以手急抱，欲大便時乃去之。

猪膽汁方

大猪膽一枚。瀉汁和醋少許。以灌穀道中。如一食頃。當大便。出宿食惡物甚效。

内臺方云。將蜜於銅器内。微火煎。稍凝似飴狀。攪之勿令焦。滴水中堅凝可用。蘸皂角末。捻作梃。以猪胆汁。或油潤穀道。内之少頃。欲大便去之。

又大猪胆小二枚。合為一枚。以小竹管插入管口。留一截線紮固。用油潤。納入穀道中。以手將胆急捻之。使胆射入肛内。一食頃。當大便下。又用土瓜根。削如指狀。蘸猪胆汁。納入穀道中。亦可用。

茵陳蒿湯　治陽明病。發熱汗出。此為熱越。不能發
黄也。但頭汗出。身無汗。劑頸而還。小便不利。渴
欲飲水漿者。此為瘀熱在裡。身必發黄。此方主
之。
又傷寒七八日。身黄如橘子色。小便不利。腹微
滿者。此方主之。
茵陳蒿四錢八分　生卮子五枚　酒大黄一錢六分去皮
右三味。以水三杯。先煮茵陳減一杯。納二味。煎取
七分。去滓溫服。小便當利。尿如皂角汁狀。色正赤。
一宿腹減。黄從小便去也。日可三服。

若身有微熱口渴者加淡竹葉三錢天花粉三錢筋絡不利痠疼加忍冬籐六錢大便溏滑加酒黄芩一錢六分

麻仁丸 又名脾約丸 治趺陽脉浮而濇浮則胃氣強濇則小便數浮濇相搏大便則難其脾為約此方主之

火麻仁三錢二分 苦杏仁四錢八分 白芍藥一錢六分

綠枳殼一錢六分 川厚朴二錢四分 酒大黄六錢四分

右六味為末煉蜜為丸如梧桐子大開水送下十丸漸加以知為度

梔子栢皮湯　治傷寒遍身發黃。發熱無汗。小便不利。心中懊憹。或被火。額上微汗出。而小便不利者。必發黃也。陽明病。法多汗。反無汗。則熱不得越。小便不利。則熱不得隆。故發黃。

生巵子十五枚　粉甘草二錢四分　川染栢二錢四分

右三味。以水四杯。煮取一杯零半杯。去滓。分溫再服。每三小時。服一次。

麻黃連名赤小豆湯　治傷寒瘀熱在裏。身必發黃。

麻黃去節二錢四分　連軺二錢四分　赤小豆五錢

粉甘草二錢四分　苦杏仁去皮尖二十枚　生梓白皮三錢六分

大紅棗六枚　煮生姜二錢四分

以利等　二十

右八味。以潦水五杯。先煮麻黄再沸。去上沫。納諸
藥。煮取一杯零半杯。分溫再服。半日服盡。
陳蔚云。梔子蘗皮湯。治濕熱已發於外。止有身黄
發熱。而無內瘀之證。此治瘀熱在裏。迫其溫氣外
蒸而為黄也。　有汗去麻黄加茵陳三錢四分

茵陳連召赤小豆湯　治熱邪留結。無汗身熱。小便
不利。及發黄熱。有汗而熱。小便短赤。亦可主之
綿茵陳四錢八分　連翹殼二錢四分　赤小豆三錢
右藥水三中杯。煎一杯。去滓溫服。日可再服。
肢節煩疼。加忍冬藤四錢八分　小便不利。加淡竹

葉四錢。大便燥結加生梔子五枚。二三日不通加乾樓仁四錢。口乾而渴者。加川貝母去心二錢四分。天花粉三錢。無汗胸塞者。加苦桔梗一錢五分。綠枳殼一錢。益。

治酒客傷寒中風。頭痛無汗。發熱口渴。非發黃者去茵陳。加葛根二錢主之。或用葛花亦可。

涼膈散

治積熱煩躁。目赤頭昏。腸胃燥澀。便尿秘結。或譫語不眠。發熱懊憹。及口舌生瘡。

淡竹葉三錢次入　連翹殼二錢　生梔子錢半　酒大黃一錢

風化硝後入一錢　薄荷葉五分　枯條芩錢半　淨寸冬一錢

右八味。以水三杯半。先煎六味。至一杯零半杯。後入淡竹葉。煎一杯。去滓。納淨冬桑三錢。和風化硝重煎一二沸。溫服。

若大便如故。但熱煩口乾。去硝黃。加川貝母去心二錢。天花粉三錢。咽喉不利。加苦桔梗一錢五分。

若頭痛無汗。加粉葛根二錢。口苦咽乾耳聾者。加北柴胡一錢五分。無汗可用二錢。

若熱甚唇焦舌燥。或黯色。加犀角旁剉末一錢五分。川貝花粉亦可加之。小便不利者。去甘草。加通草半錢。

若見鼻衄。加鮮蘆笋根六錢。白茅根三錢。白芍半錢。

若心中懊憹。汗少。神識不清。加淡豆豉二錢後入。大便不秘。仍去硝黄。加川貝天花粉。大便通而燥難用括樓仁以潤之。淋者加滑石三錢二分。結茯苓二錢四分。若神識昏昧。加至寶一粒。分兩次同煎。全閩醫樂學會所製醒心丸亦可加之。大便結者加重劑醒心丸。亦分兩次煎服。

若挾熱下利。加川連八分。葛根錢半。酒毒亦加粉葛根二錢四分。

四逆散　治陽氣内鬱。不得外達。致氣弗能周行四肢而爲逆。或咳或悸。或小便不利。或腹中痛。

或瀉利下重者。主之。

北柴胡一錢五分　杭白芍一錢五分　小枳實一錢五分

粉甘草一錢五分

右藥四味。共搗篩。白飲和服。並治熱鬱腹痛。

肺傷寒氣欬逆者。加五味子七分。北乾姜七分。並

主下利。

若心氣虛悸。加小桂枝七分。小便不利。加茯苓七分

若裏寒腹中痛者。加淡附子一錢。

若陽氣鬱於下。泄利下重者。加蘇薤白錢半。

若挾熱下利溏滑。小便不利者。合四苓散主之。四

苓散方用結茯苓二錢。建澤瀉三錢。肥豬苓二錢。漂白朮一錢。如食阻腹滿。去朮加苡米仁三錢。南查肉錢半。

若口渴痰粘。加川貝母去心錢半。天花粉三錢。

小兒發熱、腹痛。四逆散合金鈴子散。用元胡索一錢。金鈴子二枚。亦可主之。腹脹加南查肉錢半。便泄加結茯苓三錢。扁豆殼四錢。

白頭翁湯 治厥陰熱利下重。及下利欲飲水。或神識不清。下利不自知者。（亦可治產後下利）

白頭翁四錢八分 川黃連三錢六分

川黄栢三錢六分　西秦皮三錢六分

右四味。以水五杯。煮取一杯零六分。去滓。溫服八分杯。不愈更服。

若肌有熱。小便少利。加淡竹葉三錢。汗出熱不徹。加地骨皮二錢。杭白芍錢半。無汗不用地骨。加粉丹皮錢半。腹痛亦加白芍。並加川楝子錢半。腹滿不能食。加南查肉錢半。

葳蕤湯　千金治風溫之病。脈尺寸俱浮。汗出體重。其息必喘。其形狀不仁。嘿嘿欲眠。下之者則小便難。發其汗者必譫語。加以灸針服一切辛熱之藥。

犯被火者，則耳聾難語，但吐下之，則遺失便穢，如此疾者，宜服之。

小品方：説葳蕤湯，治冬溫及春月中風。

明葳蕤三錢 蘇白薇二錢 麻黃莖一錢五分去節 川獨活一錢五分 苦杏仁一錢五分 川芎藭一錢五分 青木香一錢五分 生石膏五錢粉 甘草一錢五分

右九味，以水四杯，煮取一杯，溫服取汗。

若熱傷津液，無大熱而渴者，去麻黃、杏仁，加青葱管三莖，淡豆豉錢半，以適陽燥，加栝樓實四錢，以滋津液。

若喘息上氣。去川芎獨活石膏。加淡竹葉三錢以清咳。結茯苓三錢以守中。

五物解肌湯　治傷寒發汗後。熱仍不解。身體疼痛。

粉葛根二錢五分　結茯苓三錢四分　麻黃蓮一錢

左牡蠣四錢　粉甘草五分　結苦令錢齡 無姜華

右五味。以水三杯。煎一杯。濾服。得汗遍。不必再服。

解肌湯　治傷寒溫病三四日不解。脈浮者。

粉葛根四錢　麻黃蓮三錢　枯條芩二錢

生白芍二錢　粉甘草二錢　大紅棗四枚

右六味。以水五杯。煎取二杯。日可兩服之。

葛根黄芩黄連湯　（太陽）治誤下利不止。脈促表未解。喘而汗出者。（從裏達表）

粉葛根四錢　川雅連錢伍　枯条芩錢伍　粉甘草一錢

右四味。以水四杯。先煮葛根減一杯。次入諸藥。煮取一杯。去滓。溫服。

此方並治溫病熱病之太陽陽明合病。千金又名葛根黄連湯。亦治太陽病。反下之利不止等症。

（輕為外感　重為內傷）七物黄連湯　千金治夏月傷寒。四肢煩疼發熱。其人喜煩。嘔逆支滿。（支飲）劇如禍祟。寒熱相搏。故令喜煩悶。

粉葛根二錢四分　白芍藥二錢四分　枯条芩一錢八分
川黄連一錢四分　結茯苓三錢六分　北小麥三錢
右七味。以水三杯，蜜半杯。煮取一杯，蜜半杯。冷分兩服。服湯之後。胸中熱，及咽喉痛皆瘥。明日復煎一劑。如法服之。此湯無毒。但除熱，下氣安病人。小兒服者。取三分之一。以水二杯。煮七分。稍稍服之。

大柴胡葳蕤知母湯　千金治傷寒七八日不解。默默心煩。腹中有乾糞譫語者。

北柴胡四錢　明葳蕤二錢　肥知母二錢　生大黄二錢
西洋參三錢　生白芍三錢　枯條芩三錢　粉甘草二錢

老生姜錢半　煮半夏一兩

右十味。以水九杯。煮取三杯。去滓。服一杯。日三服。即下為效。口渴去生姜半夏。加川貝栝樓。

又方（千金）治傷寒頭痛壯熱。百節疼痛。

北柴胡二錢　梔子仁二錢　白芍藥二錢　肥知母二錢

川升麻一錢　枯黃芩錢伍　大青葉錢伍　生石羔錢四

淡香豉三錢　苦杏仁錢伍

右十味。以水三杯。煮取八分溫服。

若熱盛加酒大黃二錢

括蔞湯　千金治傷寒中風五六日。胸中煩。乾嘔者。

北毛柴二錢　括樓實五錢　枯黄芩錢伍
粉甘草錢伍　老生姜一錢　大紅棗四枚
右六味。以水三杯。煎取一杯。適寒温服。日可再服。

蘆根飲子　千金治傷寒後嘔噦反胃及乾嘔不下食方。

生蘆根四錢　青竹茹四錢　老生薑一錢　粳米淨三錢
右藥以水三杯。煮取一杯。服不瘥當再服。

又方　治傷寒後嘔吐。

通草梗三錢　生蘆根三錢　陳桔皮一錢　淨粳米三錢
右藥以水三杯。煎一杯。隨便稍飲。不瘥更作取瘥。

為上

葱豉湯　千金治疫氣傷寒三日已前不解者方。

香豆豉三錢　生葱白半盞　童子小便三杯

右三味。先熬葱豉令相得。則投小便煮取一杯。徐徐服之。覆令汗愈。或以水三杯。煮葱豉至一杯。後入童便半杯。煎數沸服亦可。

口乾加川貝母去心二錢。渴者加天花粉三錢。便燥者不必用天花粉。加栝樓仁四錢。胸中煩者。加生梔子五枚。

枳實梔子豉湯　治大病瘥後。勞復者主之。

炙枳實切三枚　生梔子十四枚　淡豆豉一升

右三味，以清漿水七杯，空煮取四杯，內枳實、梔子，煮取二杯，下豉，更煮五六沸，去滓，溫分兩服，覆令微似汗。

若有宿食，加酒大黃錢半。

竹葉石膏湯　治傷寒解後，虛羸少氣，氣逆欲嘔，及虛煩客熱不退，都主之。

青竹葉七十片　生石膏一兩二錢　煮半夏三錢三分

西洋參一錢四分　粉甘草八分　淨粳米四錢布包

麥門冬三錢

此方去石膏，加附子，名爲既濟湯，治[illegible]

右七味。以水三杯。煮取二杯。去滓。納粳米。煮米熟湯成。去米溫服一杯。

梔豉枳黃湯　治食復發熱。

生梔子一錢五分　炙枳實一錢　北毛柴一錢
香豆豉三錢　酒大黃二錢

右藥水三杯。煎一杯。溫服。

若腹脹。加川厚朴一錢。傷肉食。加南查肉二錢。傷麪飲。加六神麯一錢五分。

人參溫膽湯　治傷寒解後。虛煩少氣。客熱不退。欲嘔。睡不安眠者。

又溫疫邪傷陰，默默不欲語，眼赤神迷，唇焦舌黑，燥無津液者。

西洋參一錢五分　鮮竹茹三錢　綿枳殼一錢

煮半夏一錢五分　結茯苓三錢　鹽陳皮一錢

粉甘草八分

右藥以水四杯，煎一杯，溫服。日可再服。或加生姜（口乾不用）。口乾痰粘加川貝母二錢，嘗去陳皮半夏，或加天花粉、麥門冬各二錢。便燥加火麻仁三錢。若表熱未清，去洋參，加北柴胡一錢五分，[illegible]芍一錢五分。心煩加山梔子一錢五分。

若大便自利。表熱未除。去参加粉葛根二錢。扁豆穀四錢。腹痛加杭白芍一錢五分。便泄腹中及肛門覺熱。都加黃芩一錢五分。嘔者加川雅連七分。若客熱甚。譫語口乾耳聾。去参、夏、陳皮，加犀角旁一錢五分、川貝母三錢（去心）、天花粉四錢。小便不利加連翹殼二錢、車前草三錢。鼻衄加鮮蘆笋根六錢、白茅根三錢。咽痛加牛蒡子一錢五分。若挾濕熱內蘊。去洋参。加泡苦参三錢。溺赤發黃亦可加之。欲作噫氣。加蔻砂仁三枚。

犀角地黃湯　治傷寒溫病。一應發汗而不得汗。熱、狂煩躁。及鼻衄吐血便血。內餘瘀熱。或面黃中脘作痛。或譫語不眠。或誤服熱藥。燥表過度。致昏焦舌燥黑等症。並治陽毒發斑。

犀角（大寒上通天氣）一錢至三錢 生地黃三錢至五錢 粉丹皮一錢五分

杭白芍一錢五分至二錢五分

右四味。犀角剉末布裹。以水三杯煎取一杯零半杯。去滓。檢入地黃煎取一杯。濾清服。

若善忘如狂。加酒大黃一錢五分。桔條芩一錢五分。

若脈大來遲。腹不滿而自言滿者。加當歸中一錢五分。上肉桂一分五錢去皮。另炖冲若吐衄，加乾藕節五錢，側柏葉二錢，童便尿半盞。竹茹、蘆筍亦可加之。節庵加當歸、紅花、桔梗、陳皮、甘草、藕節，治同。

導赤瀉心湯　治熱傳手少陰心經，神昏譫語，煩躁渴甚，或口渴嘔逆。

川雅連酒洗，分　枯條芩酒洗，一錢五分　黑山梔一錢五分
原滑石水飛，二錢　肥知母一錢五分　犀角劈剉，一錢，布包
西洋參一錢五分，糯白乾切　大麥冬一錢五分　抱木神二錢
粉甘草一錢　白燈草二十四條，二只約五寸　老生姜二片，連皮
大紅棗三枚

右藥十三味，水四杯，煎一杯，熱服。

內科學

若不嘔。口渴者。去生姜紅棗。口不渴。大便溏滑。去洋參麥冬。

此方即金匱瀉心湯大意。張石頑名為導赤瀉心湯。節庵名為導赤各半湯。治傷寒後。心下不硬。腰中不滿。二便如常。身無寒熱。漸變神昏不語。或睡中獨語。目赤口乾。不欲水。與粥則嚥。不與勿思。如醉人狀。名越經症。

滌痰湯　治傷寒後。邪傳手少陰足太陰二經。神迷譫語。舌蹇出言不清。或不省人事。痰迷心竅。邪熱為痰所阻。弗能外達。

西洋參一錢　新竹茹三錢　綠枳實一錢　結茯苓三錢
蘇法夏二錢　陳桔絡一錢　川石蒲一錢　舊胆星二錢
粉甘草七分
右藥以水三杯。加生姜汁二茶匙。煎取一杯。温服。
嚴氏此方並治中風。痰迷心竅。舌強不能言等症。
若肌熱未解。燥氣熾盛。目赤口乾。去洋參。加羚羊角一錢。剉末布包入煎。
若口渴舌燥。或焦黑。去桔絡法夏。加川貝二錢。去天花粉三錢。便燥者不必用花粉。可加括樓仁四錢。生卮子二錢。

柴葛解肌湯 陶節菴此以代葛根湯治太陽陽明合病，頭目痛，鼻乾，不眠，惡寒無汗，脉微洪者。

北柴胡一錢二分 粉葛根一錢五分 川羌活一錢 香白芷一錢二分 桔條芩一錢五分 杭白芍一錢五分 苦桔梗一錢五分 煅石羔四錢 粉甘草八分

右葯以水三杯，煎一杯，去滓温服，或加薑棗仝煎。無汗惡寒甚者，去黄芩，下利去石羔，嘔者加煮半夏二錢，老生姜二片。

升麻葛根湯 治陽明傷風，頭痛身痛，發熱惡寒無汗，口渴，目赤鼻乾，不得卧，或發斑疹，欲出不出。

川升麻七分　粉葛根二錢　杭白芍生切一錢五分
粉甘草八分

右藥以水二杯，煎七分杯，去滓溫服。

肌熱不解，加鮮竹葉五十片；胸次不開，加綠枳殼一錢；口乾，加川貝母二錢；煩燥而渴，加肥知母一錢；天花粉三錢；小便短赤，加連翹殼二錢；小便不利，加車前葉二錢。

若發斑身熱，加大青葉二錢，淡竹葉三錢；渴欲飲水者，加生石羔八錢。

若發疹者，加牛蒡子一錢五分，蟬退身五個。咽[illegible]

內科[illegible]

[illegible]

不利者。加苦桔梗一錢五分。
熱不退火熾者。加枯條芩一錢五分。生石羔四錢。
頭面腫。乃邪毒內蘊。加防風八分。荆芥穗一錢三分。
連翹殼二錢。香白芷一錢。川撫芎六分。牛蒡子一錢。
生石羔三錢。
斑不透者。加紫草茸一錢五分。
脉弱者。加西洋参一錢五分。胃虚食少。加漂白术
一錢。腹痛倍白芍和之。
若頭痛加川撫芎一錢。香白芷一錢五分。
如內熱甚。可加黄連犀角青黛大青葉知母石膏

黄芩黄柏之類。

三黄石羔湯　治傷寒温毒。表裏俱盛。狂叫欲走。煩躁大渴。面赤鼻乾。兩目如火。身形拘急。而不得汗。或已經汗下過經不解。三焦大熱。譫語鼻衄。身目發黄。六脈洪數。及陽毒發斑等症。

生石膏一兩六錢　枯黄芩一錢六分　川黄柏一錢六分

川黄連一錢二分　生梔子七枚　生麻黄一錢去節

淡豆豉二錢　老生姜二片　大紅棗二枚

右藥以水四杯。加淨細茶少許。煎一杯。熱服。

有汗熱退。去麻黄。舌蕉黄而燥。去姜棗。

[illegible]

傷寒之病，有表證裏證，寒證熱證，虛證實證。素問熱論曰：人之傷於寒也，則為病熱。主六氣相傳而言也。以上所採之法，治表治裏治熱治實者多，而治虛治寒只有數法。傷寒論中已詳，茲不復贅。

此證輕為外感重為傷寒者是

四時感冒 又名外感

原因

四時感冒，乃四時不正之氣，乘虛而入。或感風，或冒濕，或感寒，或冒熱，其症與傷寒暑濕同，但輕而不重耳。經曰：虛邪賊風，陽先受之。又曰：內腠閉拒，雖有大風苛毒，弗之能害。所感者都不御，乃陽虛也。得效白寒濕下，歸調理失宜。乍暖脫衣，甚熱飲冷，坐臥當風，居處暴露，衝冒霜雪，凌晨朝起，呼吸冷氣，久晴暴暖，忽變陰寒，久雨積寒，致生陰濕。如此之候，皆為邪厲侵傷肌膚，入於腠理，若不便行解散，及傳變必至傷寒畢。又有隋陽虛，則寒水之氣益盛，而一值天地殺癘之氣，兩相感觸，則寒病生焉。中寒者，隨中隨發，倉卒間一身受邪，雖分經絡，病冷者。凡人或冒雨雪，或涉水渡河，或晨行曠野，或夜深露坐，或衣被一時不足，或飲食耐冷，強吞，而一股寒冷之邪自外入裏，一時不即透發，以致展轉深陷，或伏於經絡，或伏於臟腑，為害靡輕。寒厥暴亡。亦積寒病也。與中寒異。由久伏寒邪於內。而復有新寒以觸之。遂厥而暴亡。房勞傷寒者。爲房勞之後。復傷寒邪。汪苓友云。腎主藏精。凡人入房過度。則精多所遺。所遺之精。皆爲水而屬陰。況其作強之時。心火先熾。火熾則水流。水愈流則火愈熾。五內焦燥。外復感寒。而病邪熱。兩熱相搏。腎水必枯。其人發煩躁。而舌黑生芒。則就死矣。喻嘉言寓意草。徐靈胎醫論。所見俱同。

感冒先惡寒見頭痛時發時不定、

症狀

感冒風寒。使人身體沉重。涕出氣壅。胸膈凝滯。項背

感寒症

病

中寒症

拘急，頭目不清，鼻塞聲重，飲食無味，惡寒發熱，惡風無汗，或咳嗽痰涎，或腹痛便泄，舌胎口苦，邪氣有餘，出言壯厲，且先輕而後重，三日之後，邪若傳裏，渴而口渴，心煩，變成重症「感寒證」，亦頭疼，亦發熱，亦惡寒擺，其舌本乾，必從喉嚨內乾，出於外，名兼煩躁「不煩躁，即感寒之輕者」，又或不頭疼而發熱，不發熱而頭疼，雖渴而不欲引飲，至夜或偶得寐，遇食不好，亦不惡，居處雖若病狀，而神氣安靜，凡若此者，皆屬感寒之候。

無偶寒不語「中寒證」，身體強直，口噤不語，四肢戰掉，卒然眩暈，身無汗，或吐逆，肢冷，身不熱者，此寒毒所

雜中寒症

中也。又有雜中寒者，或乘冷，喜食冷物，致頭痛身熱，項背八急，嘔吐，腹痛，却不似真中寒之猛烈。有因色慾受寒，手足冷，腹臍痛者，有急陰症，腹肢痛冷，甲青者，要皆寒之為病也。

痼冷症

痼冷之證，或腹痛，或遍身肢節拘急痛，或身痛腹痛，兼下利清穀，惡寒不渴，四肢厥冷，或寒入臟腑，四逆不溫，或咳，或悸，或小便不利，或腹痛泄痢下重，或臍腹冷疼，口吐清水，足脛寒逆，或因久寒痼冷，臟腑虛滑，既吐又瀉，脉微欲絕，其寒厥暴亡之證，四末先見逆冷，而後四肢絕直，口噤昏不知人，非若中寒之卒然僵仆，人不及防也。

内傷則寒热有定候

診斷

外感寒熱俱而無間。活人書曰：惡寒者，不當風而自憎寒；惡風者，必當風而後憎寒。其發熱在背與手背、皮膚俱熱，非若內傷之手心熱、手背不熱。鼻氣亦多不利，出言聲重。若三日後口渴便秘，邪氣轉裏之候也。成無已明理論云：寒邪為陰，熱邪為陽；裏分為陰，表分為陽。邪之客於表也為寒，邪與陽爭則為寒矣；邪之入於裏也為熱，邪與陰爭則為熱矣。若邪在半表半裏之間，外與陽爭而為寒，內與陰爭而為熱，表裏之不拘，內外之無定，由是寒熱且往且來，日有至

大抵在表者寒，入裏則化热矣

而三五發甚者十數發也。若以陰陽二氣相勝，陽不足則先寒後熱。陰不足則先熱後寒。此則雜病陰陽自相勝然也。東垣曰：左手人迎脈緊盛大于氣口一倍，為外感之邪。李士材曰：左為人迎，辨外因，以左關乃肝胆脈。肝為風臟，故曰人迎緊盛。（士材專論人迎，故主風。若云外感則統言風寒暑濕燥火六淫之邪，其脈應各有所見。）脈經曰：緊脈為寒。又曰弦緊為寒邪。脈訣曰：傷寒有五，脈非一端。陰陽俱盛緊澀者寒。陽浮而滑，陰濡而弱，此名傷風，勿用寒涼。陽濡而弱，陰小而急，此非風寒，乃濕溫脈。陽脈浮滑，陰脈濡弱，或遇於風，變成風溫。陽脈洪數，陰脈實大。

更遇溫熱，變成溫毒。陽脈濡弱，陰脈弦緊，更遇溫氣，變為溫疫。陰陽俱盛，重感於寒，變為溫瘧。同病異名，陰陽俱盛，病熱之極。浮之而滑，沉之散澀。回春曰：中寒緊澀，陰陽俱盛，法當無汗，有汗傷命。醫鑑曰：中寒之脈，虛而微細。寒毒所中，其脈必沉而細也。本事方曰：發熱惡寒，近似傷寒者，有五種。脈浮而緊，發熱惡寒者，傷寒也。脈浮而數，發熱，惡寒，或有痛處，是欲作癰疽也。脈浮而澀，發熱惡寒，或胸膈嘔吐，此傷食也。脈浮而滑，發熱惡寒，或頭眩嘔吐，是風痰也。脈浮而弦，發熱惡寒，或欲思飲食，此欲作瘧疾也。

附和[illegible]

三十八

在表為傷寒入裏

別作熱一症

別五藏中寒證

汞類銓方：肝中寒，其脉人迎并左関緊而弦，其證惡寒發熱，面赤如有汗，胸中煩，脇下攣急，足不得伸。心中寒者，其人迎并左寸緊而洪，其證如噉韭齏，甚則心痛掣背，惡寒，四肢厥，自吐，昏塞不省。脾中寒，其脉人迎并右関緊而沉，其證心腹脹，四肢攣急，噯噫不通，藏氣不傳，或秘或泄。肺中寒，其脉人迎并右寸緊而濇，其證善吐濁，氣短不能報息，洒洒而寒，吸吸而咳。腎中寒，其脉人迎并左尺緊而滑，其證色黑，氣弱，吸吸少氣，耳聾腰痛，膝下拘疼，昏不知人。

王肯堂論中寒之證，身體強直，口噤不語，或四肢戰

此當區別五藏中寒

擇。或灑灑惡寒，或翕翕發熱，或卒然眩暈，身無汗者，此寒毒所中也。大抵中在皮膚則為浮，中在肉則為苛為痹，為聚沫，分裂而痛，或痛在四肢，或痛在胸脇，或痛在脛背，或痛在小腹，引睾丸，或經脈引注藏府之膜原，為心腹痛，或注連於藏府，則痛死不知人，卒於筋骨，為筋攣骨痛，屈伸不利。中入六府五藏，則併具述在金匱要略中。所以肺中寒者，吐濁涕；肝中寒者，兩臂不能舉，舌本燥，喜太息，胸中痛而不得轉側，則吐而汗出也。心中寒者，其人苦心中如噉蒜狀，劇者心痛徹背，背痛徹心，臂如蟲注，其脈浮者，自吐乃愈。不言脾腎二藏中寒，缺文也。蓋所謂中藏者，乃中五藏所居畔界之郭内間隔，其經藏氣不得出入，故病若直中藏則死矣。

痼冷，寒邪久伏病也。或寒冷之邪伏於太陽，筋惕肉瞤，振振欲擗地。氣寒而復惡寒。或伏於陽明，心胸中大寒痛，嘔不能飲食，腹中寒氣上衝，皮高起，痛不可觸近。或伏於少陽，口苦耳聾，胸滿脇痛，乾嘔不能食。或伏於太陰，脈沉無力，腹中急痛，吐嘔便溏，或拘冷厥逆。或結胸吐蛔。或伏於厥陰，脈細欲絶，手足厥冷，乾嘔吐涎，頭痛，肝邪疝氣，牽引臍腹疼痛。或伏於少陰。下利厥逆無脉，乾嘔而煩，腹痛四肢沉重而痛，小便不利，或煩燥欲死，或五更洩瀉，或陰症作痛痼冷之為患，其款類紛繁，豈可不詳求審察哉。

二 素問風論篇云：入房汗出中風，則為內風。亂寒氣逆，隨其所中而變焉。少陰者，腎也。腎藏精，為水臟，房勞色慾過度，則精多所遺。腎精遺，命門之真火外洩，玄府開而毛竅疏，寒氣易入腎經，故脈息必見沉細，甚則煩躁，舌黑生苔則死矣。有陰極似陽，不可不辨。如脈息滑而緩，按之無汜微之象，且有頭痛身熱症，亦不可認作少陰傷寒之病。若但欲寐，四肢厥冷，脈細欲絕。

内科学

腹痛泄瀉。為陰症。喻嘉言者。陰厥。得之陰症。一起便直中陰經。唇青面白。遍體冷濕。便利不渴。身踡多睡。則人事了了。與傷寒傳經之熱邪轉入轉深。人事昏惑者不同。

寒厥則邪之所積者早入臟腑。內陷已深。脈必沉微欲絕。或沉伏不見。

療法

李士材曰。風為陽邪。善行而數變。其傷人也。必從俞入。皆在背。故背當固密。風弗能干。凡受風者常暴其背。使之透熱。則潛消默散。經文所謂乘虛來犯固矣。

治寒以寒治

若其人素有痰熱壅遏于太陰陽明之經，內有窠囊，則風邪易于外束，若為之招引者然，所謂風乘火勢，火藉風威，互相鼓煽也。從寒之法，秋冬與之辛溫，春夏與之辛涼，解其肌表，從汗而散；從虛之法，固其衛氣，兼解風邪，若專與消散，或汗多亡陽，或屢瘥屢發，皆治之過也。治風火之法，辛涼外解，甘寒內和，勿與苦寒，恐遏而不得伸，邪不得解耳。

王肯堂曰：中寒之不成熱者，則是邪中於陰形之者，一定而不移。不移則不變，不變則止在中寒處而生病。治之先用酒調蘇合香丸，輕則五積散，加香附一錢麝香少許。重則用姜附湯。若人漸生。身體回暖。稍能言語。須臾問其別有他證。按法治之。大抵以溫經散寒。活血燥脚為挈領。亦可灸丹田。多壯為妙。然寒雖陰邪。既鬱而成熱。遂從手陽傳變不一。治者尤當審微。如未出陽。自宜溫燥。入門曰。冷極唇青。厥逆無脈。陰囊縮者。急用葱熨法。吳茱萸熨法。并艾灸臍中氣海關元穴。各三五十壯。兩手足不溫者死。

房勞瘥法。不泥於寒。若有陽症。雖有房勞。亦須從陽症治之。果屬陰症。靜而不變。法當助陽。如煩躁舌黑。陰極似陽。當斂陰以扶陽。防其離間。

沈金鰲之論惡寒治法與發熱治法分而為二。而後發熱惡寒復合而為一。謂惡寒者寒邪客於營衛故灑淅而然也。寒之所客雖不見風而亦惡寒。雖居煖室無寒氣相觸亦不欲去衣被故無他證但覺惡寒陰勝也。宜溫理中湯或痞或心下痞而惡寒中寒也。宜和水而溫經。汗後惡寒陽微也。宜助陽。下證悉具而微惡寒表未解也。宜先表散寒邪而後攻裏。下後渴而惡寒陽邪內搏也。宜疏解寒邪。繼以清理裏熱。一身不惡寒但背惡寒表不解也。宜升解之。腹滿背惡寒邪入裏也。宜逐裏邪。汗後不解反背惡寒屬

升陽燥胃宜
宜术麻附子
陽
溫腎補陽宜
[illegible]

也。與陽微同。淡口中和。背惡寒。陰氣盛也。陰盛則陽虛。當斂陰以助陽。口乾燥。心煩。背微惡寒。陽氣內陷也。宜清陽益胃。身無他證。但面惡寒。胃虛寒也。宜升陽燥胃。身無他證。但足膝惡寒。下元衰也。宜溫腎補陽。蓋熱鬱。邪氣之不能宣洩。故鬱而為熱也。其熱有表有裏。有陰有陽。如翕翕而熱。表熱也。是風寒客於皮膚。怫鬱於中。表熱而裏不熱也。無汗脈浮緊。宜發表。有汗脈浮緩。宜解肌。蒸蒸發熱。而裏熱也。其陽邪入陷於陰中。裏熱而表不熱也。脈沉實而滑數。宜下之。若表裏和熱。邪漸傳裏。表裏俱熱。脈必弦數。宜和解

如脈沉而發熱。是表離於表也。宜溫發其汗。發熱煩
渴。小便赤。脈浮大。是為表裏發見也。宜先表和裏。若
陰陽俱盛。熱不退。若汗下後。復大熱。脈躁亂。若下利
熱不退。皆危證。以上皆分治之法也。又有發熱惡寒
一發後。但屬乎陽也。宜用疏解。下後不識發熱而渴。
又熱寒。陰陽譫。而表和也。宜先陽盛陰。背惡寒而復
潮熱。陽邪實於胃也。且有燥屎也。宜解表清裏。背惡
寒。又潮熱。腹滿。胃中實熱也。法宜先裏。發熱惡寒兼
之頭痛脊強。脈浮緊。邪入太陽表證也。法宜解表。浮
後七八日不解。表裏俱熱。時時惡風惡寒。大渴舌乾

日和學

燥而煩。陰虛陽鬱未散也。宜散陽鬱以滋其燥。痼冷。當溫經助陽。或散寒閉鬱。如太陽伏燥。當溫陽。少陽伏寒。則用樞轉。太陰伏寒。當理中。厥陰伏燥。則和血溫經。疝氣引痛。當溫化寒氣。以疏散之。少陰伏寒。當回陽而藏陰。或通脈而煖陽。寒厥素係虛寒。或寒邪久聚。復遇寒冷之氣。內外交困。必須急救回陽。施以溫煖。使氣旺血和。則厥得溫。北地有土坑為床榻。內燒以薪炭。病人臥其上。厚被覆之。少頃微有汗出。則復甦矣。

凡暴熱不止。脈滑數。或洪盛。皆為實熱。宜隨表裏孰輕飄重而清理之也。或脈雖微而按之實堅者為裏實必用苦寒下奪之。若熱久不退脈來虛無力服調補藥不應飲食無味或至夜煩躁或反加乾欬者此必陰血受傷。當以血分之品調養其陰則陽熱自退陰陽盛衰之機不可不審而急為轉關也。

診其脈數為熱浮數表熱沉數裏熱無加虛熱有加實熱滑數心下結熱緩而滑為熱中。牢為脾胃盛熱。若發熱而脈反沉細或數疾無力者。病相反也死。病熱有火者生。心脈洪是也。浮而濇。濇而身有熱者死。熱而脈靜者難治。脈盛汗出熱不解者

死。脈虛熱不退者死。脈弱四肢厥不欲見人。食不
入利不止者死。

惡寒慄。雖當夏月。若過風霜。欲得重綿。時覺凜凜戰慄。如喪神守。此熱伏於裏。而反覺自冷。實非寒也。或曰往往見有服熱藥而愈者何也。曰病熱之人。其氣炎上。鬱為痰飲。抑遏清道。陰氣不升。病熱尤甚。積痰得熱。亦為暫退。熱勢助邪。其病益深。或曰寒熱如此。誰敢以寒藥與之。非殺而何也。古人遇戰慄之證。有以大承氣湯下燥糞而愈者。惡寒戰慄屬熱者多。但有實虛之分耳。

又曰有衛氣虛衰。不能充實溫肉而惡寒者。有上焦之邪隔絕。營衛不能升發出表而惡寒者。有酒熱內鬱。不得泄而惡寒者。背惡寒多係痰飲所滯。仲景云心下有留飲。其人背惡寒冷如冰。當治其飲。身前寒屬胃。經云足陽明之脈氣虛。則身以前皆寒慄。掌中寒者。腹中寒。魚上白肉有青血脈者。胃中有寒。當理中焦。表虛惡賊風。上焦不通。陽氣抑遏。而皮膚分肉。無以溫之。故寒慄。須升陽益胃。開發上焦。以伸陽明外達。外感內傷、傷食、濕痰、火鬱、皆有惡寒。非獨陽虛也。若脈浮緊。頭痛拘急身疼。微惡寒熱、此是外感寒時令之輕重。而發散之。脉緩弱。或氣口虚大。按之無力。兼見倦怠手心熱。是内傷元氣也。須補中益氣。或佐以助陽之品。脉弦滑。惡心頭痛。飽悶溢酸。是内傷宿食。從傷食治。或脉來濇伏。腹滿煩熱。喘促者。是冷食結滯於内也。當與溫藥消之。如係肉食。更當加以燥破之。脉滑或沉。周身疼痛。而惡寒者。屬痰濕。乃痰在上焦。遏絶陽氣而然。肥人多此。宜導痰燥濕散寒。甚者先吐之。惡寒非寒。不戰而慄。從火鬱治。若鬱遏陽氣於脾也。令人惡寒者。宜升陽散火。内虚裏急。惡寒少氣。手足厥冷。少腹攣急。足脛疼痛。此陽不足也。法宜建中以助陽。
脉弦數。寒熱兼作。乃瘡瘍之候。須問身中有無腫痛
之處。大抵惡寒證除陽虛外。屬表證者多。乃表中陽
氣不得發越而然。須要散之。
熱發於上。陽中之陽邪也。熱發於下。陰中之陽邪也。
寒起於上。陽中之陰邪也。寒起於下。陰中之陰邪也。
脉經云。陽乘陰者。腰已下至足熱。腰已上寒。當吐以
升之。陰氣上爭。心腹滿者死。陰乘陽者。腰已上至頭
熱。腰已下寒。當利以導之。陽氣上爭。得汗者生。若離
證上熱下寒。當用既濟湯。兼大便秘者。既濟法中加

以解表。火不歸源。當引之。上寒下熱。分利表裏。以滋下元。虚陽下陷者。引火歸源。加以扶陽。

皮寒而燥者。陽不足也。皮熱而燥者。陰不足也。皮寒而寒者。陰盛也。皮熱而熱者。陽盛也。仲景云。病人身大熱。反欲得近衣者。熱在皮膚。寒在骨髓也。當建中土而助其陽。病人身大寒。反不欲近衣者。寒在皮膚熱在骨髓也。法當散表清裏。若雜證症外熱內寒者。當理中焦。而斂其寒。外寒內熱者。當升其火。而散其鬱。

婦人感冒經水適來。經水適斷。及胎前產後。與男女尋常之治法不同。另有條約。非関以上四端。治法皆同。

處方　外感與傷寒同治法當相參用

小柴胡湯　千金名黃龍湯

治外感風邪。肝胆有熱。寒熱往來。頭痛不欲食。心煩喜嘔。胸脇痛滿。或腹中痛。或渴或欬。或利或悸。小便不利。口苦耳鳴。脉弦或帶急者。或汗後餘熱不解。及春月時嗽。婦人傷寒熱入血室。金匱云。婦人中風。七八日續來寒熱。發作有時。經水適斷者。此為熱入血室。其血必結。故使如瘧狀。發作有時。此湯主之。

又治產後鬱冒。其脉微弱。嘔不能食。大便反堅。

但頭汗出。所以然者。血虛而厥。厥而必冒。冒家欲解。必大汗出。以血虛下厥。孤陽上出。故頭汗出。所以產婦喜汗出者。亡陰血虛。陽氣獨盛。故當汗出。陰陽乃復。大便堅。陽氣鬱而裏有熱也。鬱則宜開。當用小柴胡湯開泄陽鬱。使陰陽和解。汗出而解。惟產後鬱冒亦須七八日察其陽鬱有熱或加瘧狀方可與之

北毛柴一錢至二錢　枯条芩一錢至二錢　煮半夏錢半至二錢半

西洋參一錢至二錢　老生姜五分至一錢　大紅棗二枚至四枚

粉甘草五分至一錢　風邪傷於血分用丹參孕婦忌

右藥以水三中杯。煎八分杯。溫服。日可再服。

活訣菴同。太陽行身之後。屬膀胱寒水為表。陽明行身之前。屬胃燥金。為表之裏。邪在於中。近後膀胱水則寒。近前陽明燥則熱也。寒熱有定時。為瘧。無定時者。為往來寒熱。以熱在表而淺。邪惡正。故畏寒。寒已復熱。此邪未併于表裏。故寒熱微。而無定時也。半表半裏。屬足少陽膽脈。行于兩脇。手少陽三焦之脈。絡心包。風邪干之。心氣不得宣暢。故煩滿。或攻胸脇。故又胸脇痛也。邪在表則呻吟不安。在裏則煩而悶亂。邪自表而方傳裏。故默默靜也。經曰陽入之陰則靜。邪在表則能食。入裏則不能食。今在表裏之間。故但不欲食。未至於不能食也。邪在表則不煩不嘔。在裏則煩嘔。表方傳裏。故心煩喜嘔也。裏虛協熱。故或渴或利。或腹中痛。裏有停飲。故悸而小便不利。少陽膽脉絡於耳。故耳聾。膽氣上溢。故口苦。膽與肝皆屬木。故脉弦。春月時嗽。少陽當令之時也。血室衝脉也。男女皆有之。婦人傷寒七八日。邪當傳裏。值經水適來。則邪不入府。乘虛而入血室。或經水適斷。表邪乘虛亦入血室。熱與血搏結而不行。致有寒熱如瘧。暮則譫語如見鬼狀。在男子則下血譫語。皆為熱入血室。

此方千金備治傷寒瘥後。更頭痛壯熱煩悶。不嘔而渴者。去半夏生姜紅棗。加川貝母錢半至三錢。天花粉二錢至四錢。口乾不欲飲。咳嗽清涕。仍用姜棗半夏。並加鹽陳皮一錢。五味子五分至八分。當去參。痰粘便燥。加川貝母二錢。括樓仁三錢至五錢。若不渴。肌有微熱。而惡寒者。加小桂枝一錢至一錢半。虛煩。加淡竹葉三錢。淨粳米五錢。腹痛去黃芩。加白芍藥錢半。脇下痞滿。去大棗。加左牡蠣四錢。脇下痛。加醋青皮七分。生白芍錢半。心下悸。小便不利。去黃芩。加結茯苓三錢。名柴苓湯

内科學

頭痛肌微熱。加川芎一錢。
面目發有黃色。加蘇茵陳三錢。
本方以前胡易柴胡。名小前胡湯。治同。
本方加陳皮白芍。節菴名柴胡雙解湯。治同。
本方去半夏。加花粉。名柴胡去半夏加栝樓根湯。
金匱治往來寒熱而渴。及勞瘧。
本方加苦桔梗。名柴胡桔梗湯。治春嗽。
本方合平胃散。名柴平湯。治濕瘧身痛身重。
本方加青黛薑汁糊丸。潔古名清鎮丸。治嘔吐脈
弦。頭痛及熱嗽。

陶節菴曰。本經症。心下飽悶。未經下者。非結胸也。乃表邪傳至胸中。未入於府。尚為在表。只須小柴胡加枳殼桔梗。不効。就以本方對小陷胸加枳桔。一服豁然。其効如神。

喻嘉言曰。虛勞發寒熱者。乃衛虛則惡寒。營虛則發熱耳。緩調營衛。俾不亢戰。寒熱自止。若誤用小柴胡湯。致汗多而衛傷於外。便溏而營傷於內。虛熱轉加。病益甚矣。

桑菊二陳加桔梗薄荷湯 鍾定 治初感風寒。微惡寒。偶有發熱。頭目眩暈。或鼻咽不利。或身體痠楚。及痰濕阻滯。不欲飲食。或欬或不飢。或喉間梗塞。

小桑枝一錢至二錢 生白芍一錢至二錢 結茯苓二錢至四錢

鹽陳皮八分至一錢二分 煮半夏一錢半至二錢 苦桔梗一錢至二錢

蜜薄荷葉四分至八分 粉甘草五分至八分

右八味。水三杯。煎八分杯。溫服。

若咳者。去白芍。加苦杏仁一錢至二錢 無寒熱咳逆者。去桑枝薄荷。加枇杷葉蜜炙三錢 苦杏仁錢半 痰粘加萊菔子錢半。若兼頭痛。仍用薄荷。氣促並去桔梗。加蜜蘇子錢半 皮膚惡寒。胸中不滿。陳皮易蜜桔紅一錢。咳時胸有微痛。陳皮易陳桔絡八分至一錢鹽水漂洗。

痰粘而燥結。去陳皮半夏。加川貝母括樓仁。若渴者。去半夏。加川貝母一錢五分。或二錢。大便燥結。加栝樓仁三錢至五六錢。惡寒罷。去薄荷。胸次不開。加枳殼一錢至一錢半。便泄去桔梗。加南查肉錢半。茅山朮一錢五分。米泔浸。小便短赤。加連翹殼二錢。肌熱小便不利。加車前草二錢。淡竹葉亦可加。身體疼痛。筋不舒者。加宣木瓜一錢五分。忍冬籐三錢至六錢。身體如不疼楚疼痛。但微有惡寒發熱者。桑枝可易桑藤。分量亦如之。

若初感風寒，輕多寒少，人見微煩者，去薄荷桔梗，加鮮竹茹三錢，益枳殼一錢，名桑菊溫胆湯。夜不安眠，亦可服之。

若有嘔逆，去桔梗，加老生姜二片，蔻砂仁三枚。

本方去桑菊桔薄，加黄連五分至八分，生梔子二錢半至老生姜二片七八片，或名二陳加梔連生姜湯，治腸上熱痰，令人嘔吐。

風火眼痛，目赤眵淚，桑枝易桑葉，去菊，加甘菊花一錢。眼熱色腫，加穀精草二錢半至，密蒙花二錢。眼色及背內覺癢者，加蟬退七五八個至，口燥唇紅去陳皮半夏薄荷桔梗。加川貝母二錢。天花粉四錢。新竹茹三錢。使若燥澁。不用花粉。即加括樓仁生巵子於其中。

若風熱傷於肝膽。耳腫而痛。去陳皮半夏薄荷。加川貝括樓仁巵子川石蒲等。以開竅清火退熱。使陽氣外達。陰有所歸。或去桑枝加柴胡竹枳亦可。

風寒與濕相搏。頸下結腫。如核狀。去陳皮半夏。加浙貝母二錢。夏枯草一錢五分。痛者加香白芷一錢五分。按之皮熱者。加連翹殼二錢。生巵子錢半。

風傷筋絡。濕熱不化。臂痛。去桔梗薄荷。加忍冬藤四錢。宣木瓜錢半。腿腳痛甚。再加淮牛膝錢半至二錢。若風傷濕陷。迫及睾丸腫痛。去桔梗薄荷。加川楝子二枚。不杵碎。乾荔核二枚。小腹脹痛。再加小茴香一錢。大小便不暢。可加連翹殼二錢。卮子二錢。若頭痛。加甘菊花一錢。或用鮮菊葉錢半。蔓荊子亦可加之。

芎蘇散。 治非時感冒。寒熱。胸滿。或頭痛欬逆。

紫蘇葉一錢。北毛柴一錢二分至二錢。川撫芎一錢。粉葛根一錢至錢半。綠枳殼一錢。苦桔梗一錢至錢半。塩陳皮七分至一錢。煮半夏錢半至二錢。結茯苓二錢至三錢。

粉甘草七分，老生姜二片，大紅棗二枚

右水三中杯，煎八分杯，去滓温服，覆取微汗。若熱多寒少，去紫蘇葉、生姜、紅棗，口渴者，加天花粉三錢。

本方去川芎、柴胡，加人参、前胡、木香，名参蘇飲，治四時感冒邪氣勝，正氣弱，弗能出汗，故加人参以助氣，如本方之用川芎以助血分也。

人参敗毒散　治四時感冒，壯熱惡寒，或頭痛身疼，咽喉不利，或汗後熱仍不解，或時疫初起，寒疫糾纏，均可治之。

内科學　第十七

真人參一錢　羌獨活各二錢半　柴前胡各二錢半
川𦶇芎一錢　苦桔梗錢半　綠枳殼一錢　蜜薄荷五分
絡茯苓三錢　粉甘草七分疫邪則用人中黄　老生姜二片
右水三中杯。煎八分杯。去滓溫服。日可再服。
本方用人參不寒不燥。有扶正去邪之功。惟價貴
難得。有力者尚可用之。窮困之家。當易用西洋參。
如有身疼則用京丹參三錢。而調血。或咽乾喉梗。
則用太元參三錢以滋肺。口燥則用北沙參三錢
以清熄。臨症酌用。不可泥也。
本方加荆芥防風減去人參。名荆防敗毒散。詒時

荆防敗毒散

疹。及血風遍身瘙癢之疹。或項頸痛。咽喉痛。肌熱
惡風寒者。
人參敗毒散。去參枳薄荷茯苓。加連翹二錢 天花
粉三錢 淨紅花一錢。蘇方木一錢。川升麻五分 當
歸中一錢半 一錢至牛蒡子錢半。名連翹敗毒散。治[illegible]
發頤。高腫焮紅疼痛之陽症也。如面部均腫。加白
芷錢半。黑漏蘆錢半。腫而堅硬。加皂角刺錢一錢半至
穿山甲一錢至一錢半 便燥加生大黃一錢至二錢 熱甚加枯
條芩一錢至一錢半 川雅連五分至八分
本方加陳倉米五錢。名倉廩散。治表熱無汗噤口

痿痺。

本方加茅山术錢七酒大黄一錢。治脚氣若肩痺。

加蟬退身七分。熱甚必加芩連以和中焦。

九味羗活湯　治四時不正之氣及温病熱病。潔古

以代麻桂。又名冲和湯。

川羗活錢半。軟防風一七分至錢　正茅术一錢五分　久利已久

北細辛五分　川撫芎錢至錢半　香白芷一錢至錢半

生地黄二錢至四錢　黄芩錢半　粉甘草五分至八分

痰熱内蘊而喘者。加苦杏仁一錢至二錢。

蔞一七分至錢。有汗加桂枝木一七分至錢。無汗加麻黄

若胸中饱满去生地加绿枳壳一钱苦桔梗钱半
热而烦渴者加知母一钱至一钱半生石膏四钱至八钱
此方又治伤寒伤风憎寒壮热头痛身疼项痛脊
强呕吐口渴太阳无汗亦有加生姜葱白全煎自
汗不必加并去苍术加漂白术钱半炙芪二钱
本方去白芷加独活一钱汉防己钱半川黄连八
分漂白术一钱肥知母钱半合上诸药共十三味
以水四杯煎一杯零半杯分两次服治两感伤寒
名大羌活汤
内经所谓两感者一日则太阳与少阴俱病有头

内科学　五十四

痛項强者而又口乾煩渴也二日則陽明與太陰俱病有身熱譫語而又腹滿不飲食也三日則少陽與厥陰俱病有脇痛耳聾而又囊縮厥逆也此陰陽表裏俱病欲汗之則裏徵下之則有表故内經仲景皆云必死矣鶴臯曰易老製此方意謂傳經者皆為陽邪一于升陽散熱滋陰養臟則感之淺者尚或可平也

麻黃杏仁薏苡甘草湯　治風濕身痛日晡發熱

麻黃莖一錢去根節泡　苦杏仁一錢五分去皮尖研

薏苡仁一兩姜湯泡勿炒　炙甘草八分

右水三杯煎麻黄去沫減半杯後入三味再煎至八分杯温服有微汗當避風此方即麻黄湯去桂枝加薏苡仁如有汗去麻黄加蘇茵陳三錢忍冬籐三錢小便赤澁加車前葉三錢

選奇湯　治風火相搧眉稜骨痛

川羌活一錢五分　軟防風一錢　酒黄芩一錢至二錢　炙甘草一錢夏時用生

右水二杯煎八分杯飯後稍熱服

五葉飲鎧定　治風火煩熱頭痛溺赤口乾舌胎微黄或咳微有惡寒肌熱者此方主之熱瘧亦可服之

淡竹葉三錢　枇杷葉三錢去毛　蜜薄荷葉五分
鮮菊葉錢半　冬桑葉一錢至錢半　淡竹葉孕婦忌服
熱重去淡竹葉，用鮮竹葉十片如食指大、不惡寒無
頭痛去薄荷，加鮮荷葉二錢，無鮮則用乾亦可。如
無菊葉時，亦可易用荷葉。小便不利無咳逆者，去
枇杷葉，加車前葉二三錢去莖蕊。
若喉間不利，胸中阻滯，加苦桔梗錢半，綠枳殼一
錢。食少不知飢，二味亦可加。
口渴加天花粉三錢，川貝母二錢。
身熱而痛加忍冬籐四錢，大秦艽錢半。

柴葛去羌活石羔解肌湯鑑定治外感風邪熱多寒少
無汗或汗不至足頭痛脉浮滑者
北柴胡一錢半至一錢 粉葛根二錢半至二錢 香白芷一錢半至一錢
枯條芩錢半 杭白芍錢半 苦桔梗一錢半至一錢
粉甘草八分至五分
右銼以水二杯煎八分杯去滓温服日可兩服
此方即柴葛解肌湯去羌活石膏
若煩滿加新竹茹三錢 綠枳殼八分至一錢二分
嘔吐加煮半夏二錢半至二錢 胸悶噫氣去葛根加蜜砂
仁三枚 口乾而嘔去甘草加鮮蘆笋根五錢白通

草錢半 竹茹亦可加之胸中如有痰阻則加鹽陳皮七分

若挾熱下利去桔梗加結茯苓三錢苡米仁三錢

若有腹痛白芍可用二錢。

通解三焦加桔枳樓貝湯 治感冒風熱上焦痰氣不宣中焦濕土不運下焦鬱熱不化胃次阻滯不欲食二便不暢或脹悶呃逆或經升解發熱無汗或汗出熱仍不徹或大便不通

真川鬱一錢 白蔻仁五分至七分 白通草錢半

苦桔梗錢半 鹽枳殼八分至一錢 川貝母錢半至二三錢

栝樓仁三錢至五錢　此方鬱金通草孕婦忌服
右藥以水三杯煎八分杯去滓溫服不知可再服
寒熱者有加北毛柴一錢至錢半有汗再加杭白芍一
錢至錢半腹痛用二錢惡寒多則加薄荷五分
生梓
大便溏滑去栝樓仁加枯條芩錢半小便不利加
車前葉二錢子梗去口渴加天花粉三錢
頭痛加鮮菊葉錢半或加甘菊花一錢亦可
咳嗽痰不易出加苦杏仁錢半至二錢枇杷葉亦可加
之痰中帶血邪熱鬱於肺絡加蘆筍根五錢至八錢鼻
衄加白茅根三錢至五錢鮮竹茹三錢至四錢

發熱無汗加粉葛根錢半至二錢半
嘔逆胸窒合小陷胸湯即本方加川連七分至一錢煮
半夏錢半至二錢．
面目發黃加蘇茵陳二錢至三錢溺赤加連翹錢半至二
錢筋絡不舒加忍冬藤三錢至五錢
心煩不眠加生梔子錢半至二錢
大便多日未通服方後仍不解者去桔梗再加杏
仁二錢火麻仁三錢存色郁李仁錢半或用本方煎湯
送下清寧丸二錢亦可或用更衣丸一錢五分亦
緩下之一法也

逍遥散

治血虚傷風，病在肝胆，寒熱頭痛，遍身作痛，或咳嗽潮熱，及女子骨蒸勞熱，月經不調。

當歸身一錢　炒白芍錢半生切　漂白术錢半至二錢

結茯苓三錢　毛柴胡八分至錢半　炙甘草五分

右藥共為細末，以老生薑二片，蜜薄荷葉五分至七分，煎湯沖服。若為湯煎，二味亦可加入。

如感冒輕症，無甚發熱，去柴胡，加小桑枝一錢至錢半。無頭痛惡寒，則去薄荷。疝氣小腹痛者，加川楝二枚。或無寒熱，只有頭暈身疼，不用柴胡、薄荷，而用明天麻錢半至二錢，甘菊花七分至一錢。

若胸寒不開加苦桔梗一錢至二錢綠枳殼八分至一錢便泄者白朮亦當去之胸脇疼痛則加京丹參二錢至四錢女子月經不調亦可加之惟有妊娠必須酌用

若咳嗽痰多去柴胡用香前胡一錢至錢半並加苦杏仁錢半鹽陳皮一錢至七分嘔逆加煮半夏錢半至二錢口渴痰粘加川貝母錢半至二錢氣促加蘇子錢半飲食少進加熟查肉錢半腰脚作疼加宣木瓜錢半淮牛膝錢半至二錢

若大便滑泄當歸用土炒月經不調白芍用酒炒

體質虛弱背惡寒必去薄荷即用鱉血製柴胡心

失笑散方

五灵脂　蒲黄末

悸者加石決明六錢八錢至　氣不舒者加宻砂仁三枚
若兼寒熱發熱者去柴胡加黑荆芥穗一錢半至
若產後傷風去柴胡薄荷白朮加京丹參二錢四錢至
黑荆芥一錢錢半至　瘀者加茺蔚草一錢錢半至　南查肉錢半至
腹痛合失笑散用五靈脂一錢錢半至　蒲黃粉一錢錢半至
治肝氣怫鬱裡急或月經不調及潮熱便溏目暗
加粉丹皮一錢錢半至　山梔子二錢二錢半至　名八味逍遙散
藿蘇飲　治四時感冒頭痛寒熱或内傷生冷胸膈
滿悶噯氣惡食
製香附一錢錢半至　紫蘇葉一錢錢半至　陳桔皮八分一錢至

内科大學

粉甘草五分

右藥以水二杯加老生姜二片生葱白二莖煎一

杯服熱多口乾不用生姜

若咳嗽加苦杏仁錢半至二錢桑白皮錢半至二錢痰多加

蘇法夏錢半至二錢頭痛加川撫芎一錢至錢半香白芷一錢

至錢半鼻塞頭昏亦可加之心中痛者去蘇葉用紫

蘇梗一錢元胡索錢半腹痛加金鈴子錢半溺赤

加結茯苓三錢口乾川貝母二錢胸塞加盐枳殼

一錢

若腹脹便少加川厚朴八分至錢半

葱豉湯 治初感風寒便覺頭痛身熱脉洪

生葱白二莖二寸 每淡豆豉錢半至二錢

右藥以水一杯五分煎一杯服取汗出如無汗加

粉葛根二錢

本方去淡豆豉加生姜名連鬚葱白湯治人方治

同

頭痛甚者香白芷香藁本亦可加之各用錢半

神术湯 治内傷冷飲外感寒邪而無汗者

正茅术錢半米泔泡過 軟防風一錢至錢半 炙甘草五分至七分

老生姜二片 生葱白一莖連鬚

右藥以水二杯煎八分杯温服

若係太陽傷風發熱惡寒脉浮緊者加川羌活一錢半至一錢若浮緊帶洪是兼陽明加枯黄芩錢半浮緊帶弦數者是兼少陽邪加毛柴胡八分至一錢婦人可加當歸中一錢至一錢半

本方去茅术葱白加漂白术錢半名白术湯治前症有汗者

以本湯

大無神术散　治感冒山嵐瘴氣憎寒壯熱一身盡痛頭面腫大瘴瘧時毒等症

正蒼术一錢至錢半米泔漬　川厚朴一錢至錢半姜汁製　陳桔皮錢半去白

炙甘草五分至七八分　藿香梗七分至錢半　石菖蒲七分至一錢

右約以水三杯煎八分杯服

此方即平胃散加藿香梗石菖蒲惟重用陳皮而疎邪安胃

不換金正氣散即本方去菖蒲加煮半夏二錢主治暑同

再造散　治感冒寒邪頭痛項強發熱惡寒寒多熱少無汗惡風服發汗藥一二劑汗不出者爲陽虛不能作汗故也

京丹參三錢　生有芪二錢　小桂枝七分至錢半　淡附子

一錢錢半至北細辛五分七分至川羌活一錢錢半至軟防風七分
至一錢川撫芎一錢錢半至杭白芍錢半至二錢炒用煨姜五分至七分
八分大紅棗二枚四枚至
方中用參本應臨時酌用何種此方姑擬用丹參
以活血使其血行易於化汗益汗即血液也若體
素不足即用黨參芪亦用炙
若陽氣不足夫甚虛弱外感風寒不能作汗即將
此方去參附細辛亦可
若無頭痛當去細辛川芎
若熱多口燥雖屬無汗此方不宜

五積散　治外感風寒。內傷生冷。寒熱無汗。頭痛身痛。項背拘急。胸滿惡食。嘔吐。腹痛。脚氣腫痛。冷秘寒疝。寒瘧惡寒無汗。婦人血寒經水不調。脉沈細濡濇者。

香白芷　陳桔皮　川厚朴　當歸中　川撫芎
白芍藥　結茯苓　苦桔梗以上各八分　漂蒼朮
綠枳殼　煮半夏以上各〤分　麻黃莖四分去節
北乾姜　炙甘草以上各三分　上肉桂二分

右約十五味。共研細末。勻作三服。每服三錢一分。用生姜二片。葱一莖。用白連鬚。水二杯。煮數沸。冲八分杯服。日三服。汗出停後服。
有汗去麻黃。氣虛去桔梗枳殼。加人參白术。腹痛
挾寒氣加吳茱萸。
陰症傷寒肢冷虛汗。去麻黃桔梗枳殼。加附子白
术。婦人血寒調經。加醋蘄艾。亦去麻黃。

升陽益胃湯　治時值秋金。溫熱方退。陽氣不升。體
重節痛。洒淅惡寒。脾胃虛弱。怠惰嗜臥。口苦舌
乾。心不思飲食。不知味。大便不調。小便頻數。或
兼見肺病。
生黃芪（錢半至三錢）　京丹參（錢半至三錢，口乾用洋參）　煮半夏（錢半）

升陽益胃歌
升陽益胃參术芪
黃連半夏草陳皮
苓瀉防風羌獨活
柴胡白芍棗姜隨

炒白芍一錢半　羌獨活各二錢半　軟防風一錢　陳桔皮一錢小
漂白术一錢半　結茯苓二錢　范澤瀉錢半至二錢便易遂不用
毛柴胡一錢至錢半　川雅連五分至七分
口渴去半夏。小便通利口不作渴。去苓澤。

平胃散　治感冒山嵐瘴霧。不服水土。及脾有停濕。
痰飲痞隔。宿食不消。滿悶嘔瀉。或腫脹便溏。脚
氣足浮。
漂蒼术錢半至二錢　川厚朴八分至錢半姜汁炒　陳桔皮八分至一錢
炙甘草五分至七分
若感風發熱口苦頭眩。加炒柴胡一錢。有汗仍熱、

加生白芍錢半。小便不利。加結茯苓三錢。嘔逆加煮半夏二錢。呃氣加蜜砂仁三枚。

若氣滯胃痛及腹疼者。加小蘇梗一錢至錢半。

若大便下泄。小便不利。加茯苓猪苓各二錢。澤瀉三錢。名胃苓湯。

夏月受暑。加藿香梗一錢至錢半。煮半夏錢半至二錢。名不換金正氣散。

玉屏風散　治表弱、易感風寒。陽氣不足。惡風自汗。

炙黄芪錢半至三錢。軟防風七分至一錢。漂白术錢半至三錢。

右藥共為散。每服三錢。開水冲服。煎湯亦宜。

汗多或盜汗。均加左牡蠣二錢至五錢生。若用煅牡蠣亦可。北小麥三錢至三錢半。肢冷加淡附子一錢至二三錢。腰痛加黑杜仲二錢至二錢半。身痛加宣木瓜酒錢半。小便不利。加結茯苓三錢。大便滑泄。加土炒苡米仁三錢。腹脹加鹽陳皮一錢。鹽砂仁五分至八分。痰飲加煮半夏二錢。食少加南查肉錢半。麥芽亦可加之。此方亦治勞傷風。惡風寒者。並治風痹。

白朮附子湯　治脾胃兩虛。風入內臟。頭重苦極。食不知味。

漂白术錢半至二錢　淡附子錢半至三錢　炙甘草七分至一錢

冷氣甚者。附子用熟。

本方加桂枝。不用姜棗。名甘草附子湯。治風濕相搏。一身煩痛。汗出惡風。小便不利。或身微腫。

本方加肉桂川芎。名芎术除濕湯。治寒濕頭痛眩運。

回陽急救湯　治三陰中寒。初病不熱。頭不痛。惡寒戰慄。四肢厥冷。引衣自覆。踡卧沉重。腹痛吐利。口不作渴。或指甲唇青。時吐涎沫。脉沉遲無力。或脉應指不現也。

炮附子錢半至四五錢 北乾薑一錢至三錢 上肉桂二分至七八分
真人參一錢或用潞党 炒白朮錢半至三錢 結茯苓二錢至四錢
製半夏錢半至三錢 鹽陳皮八分至一錢 五味子五分至七分
炙甘草五分至八分
此方或加麝香一厘。調服亦妙。
煩燥脉不出者。加豬胆汁一茶匙。
嘔吐涎沫。加吳茱萸鹽炒七分至一錢。

真武湯 治水陰感寒。腹痛腰疼。四肢沉重。或嘔或利。或咳或眩。或汗出惡風。小便或利或不利。
結茯苓四錢 漂白朮錢半至二錢 熟附子一錢至二三錢

杭白芍錢半　老生姜二片

右葯以水三杯，煎八分杯服。

咳逆痰多。加藍陳皮一錢。製半夏二錢。痰不易咳者。加苦杏仁錢半。氣促加沈香五分。

腰疼加黑杜仲二錢至三四錢。身痛並加酒木瓜錢半。

自汗惡風。加炙有芪三錢至五錢。

大便下利加潞黨參三錢。炒

腹中痛引小腹。加炒乾姜五分至一錢。若有寒濕。加藿香梗八分至一錢。脹滿加砂仁殼五分至七分。

嘔吐加淡吴萸七分至一錢。

促進地方建設　完成時代使命

中内科学

舊金山會議爭執的問題

本報資料室

在會議進行中，爭論最烈的是以下幾個：

一、擴大大會權力問題

這一問題爭論的焦點是：中小國家主張擴大大會權力，使之超越安全理事會。[illegible]到這一主張。在頓巴敦[illegible]議所議決的國際和平機構議案中，關於大會職權的規定低於安全理事會。維持國際和平與安全的主要責任由理事會擔任，（建議案第六章第八節）大會僅能研討關於維持國際和平與安全之合作原則。[illegible]無論已否討論，大會均須移[illegible]安全理事會，[illegible]是大會[illegible]任何有關維持國際和平與安全[illegible]安全理事會[illegible]問題有所建議（建議案第五章第二[illegible]）在這次會議中，關於這[illegible]的修正案很多，[illegible]所屬之，安全及功能經濟[illegible]會特別組織了一個小委員會，專門研究。[illegible]會議剛剛開始，就[illegible]討。[illegible]國中，小國家的[illegible]九項原則！

七，大會是否應有權要求理事會報告其已採取或擬採取以應付影響和平安全之任何問題之任何措施？

八，大會是否應有權同時選用理事會在第八章第二節第八項之規定「武力使用之計劃應由理事會藉軍事參謀委員會之協助擬定之」之權力？

九，除特[illegible]規定之例外[illegible]大會是否應有權決定[illegible]於[illegible]保[illegible]問題？

經過[illegible]八天的討論之後，九月[illegible]治[illegible]，安[illegible]成功[illegible]以壓倒多數通過[illegible]安全理事會應[illegible]大會提出類於國際和平安全之報告，述及其採取或實施所認爲必須之步驟；二，大會應有研究[illegible]

執行行動」。在此次會議中，蘇，中，美提出：「任何國家在世界安全機構作最後決定之前，有抵抗侵略之權力」的修正案。

問題的爭論，在於南美各國堅持保留最近汎美會議所決定的查普爾特派克法案，要求汎美區域體制應與國際控制分開。理由是蘇聯與他國所訂的雙方協議，已被允許不在討論之列。關於這一點，五强會提出折衷方案：「各會員國有個別或集體自衛之固有權力」，但，「[illegible]安全理事會調查足以違反國際和平與安全之任何糾紛[illegible]」，是南美各國仍然反對[illegible]糾紛之一造得要求安全[illegible]提出干涉」。並宣稱：「汎美體制，除非自行請求，不致以任何方式受安全理事會之干涉，[illegible]時」。

丙，託治制度

[illegible]希望獨立，但未夠資格[illegible]。」荷，法等國同意荷蘭波意見，並要求將同我國修正案，蘇聯支持我國建議，主張「完全獨立」應爲託治之積極目標，至於被託治領土「自治」或「獨立」，應依從「民族自決」之原則。託治委員會最後通過我國建議，將「獨立」一詞加入世界憲章之託治一章中。

二、託治領土[illegible]

領土共分三類：一，前國聯委任統治地：二，此次戰[illegible]自敵人之領土；三，[illegible]志願[illegible]於[illegible]國[illegible]地。[illegible]際[illegible]與[illegible]定的完全同[illegible]，第三類[illegible]：根據決議置於國際[illegible]之下的地區，並主張把託治領土分爲具有重[illegible]軍事基地[illegible]基地者於[illegible]。具有[illegible]

國表示：「國際託治建議不適用於太平洋越南一類之領土，對其殖民委任統治地保有全部最後主張。但法國擬與西南太平洋其他國家討論關於太平洋大赫的，新赫布里底及新喀哩多尼亞各地之共同安全（[illegible]外長皮杜爾五月一日在記者招待席上宣[illegible]）」南非聯邦也激烈[illegible]委任統治[illegible]，並要求西南[illegible]加入聯邦，停止對西南非洲之委任統治制度。

三，統治辦法：美國主張戰略區域置於安全理事會之下，非戰略區域置於大會之下。大會設託治委員會以監督託治領各土託治區域門戶開放。英國則主張戰略區域非戰略區域均應[illegible]於大會之[illegible]。各託治區域均可設防而不在國際機構[illegible]之下。託治委員會附設[illegible]經濟社會理事會[illegible]大會各[illegible]

求取消五强對國際和平措施[illegible]章修改之否決權。據路透社六月六日倫敦電傳，五强專門委員會對於這一問題[illegible]雅爾達會議[illegible]中，小國[illegible]對，但，和平解決否決權仍一致協議用於處[illegible]階段及行動）一度主張[illegible]於「行動[illegible]三日在[illegible]組織[illegible]中以二十票對十票否決澳洲代表所提「緩化五强否決權」之議案。

自從蘇聯提出議於決定某一事項是否應爲一種程序問題或不在和解決爭執範圍以內，五强可使用否決權以及關於秘書長及副秘書長之人選應當於五强否決權[illegible]以後，[illegible]的焦點

參加這一委員會的代表，[illegible]夫，據電訊所傳，舊金山人士「大感惶惑」，以爲會議將受影響，甚至有人推測蘇聯將退出未來世界和平機構。但[illegible]六月七日，莫斯科[illegible]到達舊金山[illegible]，五强[illegible]後，斯退丁紐[illegible]發表聲明宣佈「[illegible]已打開」，一[illegible]五强[illegible]，保[illegible]

點小即從血絡而出者為疹，熱在心包；點大從肌肉而出者為斑，熱在胃中。故疹屬血分，斑在氣分。

治斑疹夾雜宜

胸微見數點，面赤足冷，或下利清穀，此陰盛格陽於上而見，當溫之。若斑色紫小點者，心包熱也；點大而紫，胃中熱也。黑斑而光亮者，熱勝毒盛，雖屬不治，若其人氣血充者，或依法治之，尚可救。若黑而晦者（胸部臂色），必死。若黑而隱隱四旁赤色，火鬱內伏，大用清涼透發，間有轉紅，或可救者。若夾斑帶疹，皆是邪之不一，各隨其部而泄。然斑屬血者恆多，疹屬氣者不少。斑疹皆是邪氣外露之象，發出宜神情清爽，為外解裏和之意。如斑疹出而昏者，正不勝邪，內陷為患，或胃津內涸之故。

痦音皆

白痦為濕熱鬱蒸

氣分之邪其始因失於輕清開泄

再有一種白痦，小粒如水晶色者，此濕熱傷肺，邪雖出而氣液枯也，必得甘葯補之。或未至延久，傷及氣液，乃濕鬱衛分，汗出不徹之故，當理氣分之邪。或白如枯骨者，多凶，為氣液竭也。

白痦之治法宜救津為主

再濕熱之病，看舌之後，亦須驗齒。齒為腎之餘，齦為胃之絡。熱邪不燥胃津，必耗腎液，且二經之血皆走其地，病深動血，結瓣於上。陽血者色必紫，紫如乾漆；陰血者色必黃，黃如醬瓣。陽血若見，安胃為主；陰血若見，救腎為主。然豆瓣色者多險，若證還不逆者，尚可治，否則難治矣。何以故耶？蓋陰下竭，陽上厥也。

齒根浮視之而不腫者爲胃水虧

若光燥如石者。胃熱甚也。若無汗惡寒。衛偏勝也。辛涼泄衛透汗為要。若如枯骨色者。腎液枯也。為難治。若上半截潤。水不上承。心火上炎也。急急清心救水。俟枯處轉潤為妥。

若齩牙齧齒者。濕熱化風。痙病。但齩牙者。胃熱氣走其絡也。若齩牙而脉證皆衰者。胃虛無穀以內榮。亦齩牙也。何以故耶。虛則喜實也。舌本不縮而鞕。而牙關齩定難開者。此非風痰阻絡。而欲作痙證。用酸物擦之即開。木來泄土故也。

若齒垢如灰糕樣者。胃氣無權。津亡濕濁用事。多死。

而初病氣鬱纏流清血，痛者，胃火衝激也。不痛者，龍大
内燔也。蒸焦無垢者，死。蒸焦有垢者，腎熱胃刦也。當
微下之，或玉女煎，清胃救腎可也。
再婦人病溫，與男子同，但多胎前、產後，以及經水適
來適斷。大凡胎前病，古人皆以四物加減用之，謂護
胎為要。恐來害娠。如熱極，用井底泥、藍布浸冷覆蓋
腹上等，皆是保護之意。但亦要看其邪之可解處，用
血膩之藥不靈。又當省察，不可認板法。然須步步保
護胎元，恐損正邪陷也。
至於產後之法，按方書謂慎用苦寒，恐傷其已亡之

陰也。然亦要辨其邪。能從上中解者。稍從證用之。亦無妨也。不過勿犯下焦。且屬虛體。當如虛怯人病邪而治。總之無犯實實虛虛之禁。况產後當氣血沸騰之候。最多空竇。邪勢必乘虛內陷。虛處受邪。為難治也。

如經水適來適斷。邪將陷血室。少陽傷寒言之詳悉。不必多贅。但數動與正傷寒不同。仲景立小柴胡湯。提出所陷熱邪。參棗扶胃氣。以衝脈隸屬陽明也。此與虛者為合治。若熱邪陷入與血相結者。當從陶氏小柴胡湯。去參棗加生地。桃仁。查肉。丹皮。或犀角等

桂枝紅花湯即、
桂枝湯加紅花

者若本經血結自甚必少腹滿痛輕者刺期門重者
小柴胡湯去甘藥加延胡歸尾桃仁挾寒加肉桂心
氣滯者加香附陳皮枳殼等然熱陷血室之證多有
譫語如狂之象恐是陽明胃實當辨之血結者身體必
重非若陽明之輕旋便捷者何以故耶陰主重濁絡
脈被阻側旁氣痹連胸背皆拘束不遂故去邪通絡
往往延久上逆心包胸中痛即陶氏所謂血結胸也
王海藏出一桂枝紅花湯加海蛤桃仁原是表裏上
下一齊盡解之理看此方大有巧手故錄出以備學
者之用

葉香巖三時（春夏秋）伏氣外感篇

春溫一證，由冬令收藏未固。昔人以冬寒內伏，藏於少陰，入春發於少陽，以春木內應肝胆也。寒邪深伏，已經化熱，昔賢以黃芩湯為主方，苦寒直清裏熱。熱伏於陰，苦味堅陰，乃正治也。知溫邪忌散，不與暴感門法。若因外邪先受，引動在裏伏熱，必先辛涼以解新邪，繼進苦寒以清裏熱。況熱乃無形之氣，時醫多用消滯攻治有形，胃汁先涸，陰液劫盡者多矣。

風溫者，春月受風，其氣已溫。經謂春病在頭，治在上焦。肺位最高，邪必先傷，此手太陰氣分先病，失治則

薑
棗
實
花
菔子
草
子
雄

入手厥陰。心包絡血分亦傷。蓋足經順傳，如太陽傳陽明，人皆知之。肺病失治，逆傳心包絡，人多不知者。俗醫見身熱咳喘，不知肺病在上之旨，妄投荆防柴葛，加入枳朴杏蘇菔子查麥桔皮之屬。輒云解肌消食。有見痰喘，便用大黃、礞石滾痰丸。大便數行，上熱愈結。幼稚穀少胃薄。表裏苦辛化燥。胃汁已傷，復用大黃大苦。沉降丸藥。致脾胃陽和傷極。陡變驚癇，莫救者多矣。

春月暴煖忽冷。先受溫邪。繼為冷束。欬嗽痰喘最多。辛解涼溫。只用一劑。大忌絕穀。若甚者。宜晝夜堅抱

兒曰即白虎

病

勿倒三四日，夫熱為欬，重為喘，喘急則鼻掀胸挺。夏為熱病，然夏至已前，時令未為大熱，經以先夏至為病溫，後夏至為病暑，溫邪前已申明，暑熱一證，醫者易眩，夏暑發自陽明，古人以白虎湯為主方，後賢劉河間創議，迥出諸家，謂溫熱時邪，當分三焦投藥，以苦辛寒為主，若拘六經分證，仍是傷寒治法，致誤多矣。蓋傷寒外受之寒，必從汗解，辛溫散邪是已。口鼻吸入之寒，即為中寒，陰物，治當溫裏，分三陰見症施治。若夫暑病專方甚少，皆因前人略於暑，詳於寒耳。考古如金匱暑暍痙之因，而潔古以動靜分中暑中熱各具至理。茲不暨論。幼科病暑熱夾雜別病有諸。而時下不外發散消導。加入香薷一味。或六一散一服。考本草香薷辛溫發汗。能泄宿水。夏熱氣閉無汗渴飲停水。香薷必佐杏仁。以杏仁苦降泄氣。大順散取義若此。長夏濕令。暑必兼濕。暑傷氣分。濕亦傷氣。汗則耗氣傷陽。胃汁大受劫爍。變病由此甚多。發泄司令。裏真自虛。張鳳逵云。暑病首用辛涼。繼用甘寒。再用酸泄酸斂。不必用下。可稱要言不煩矣。然幼科因暑熱蔓延。變生他病。茲摘其概。

夏令受熱。昏迷若驚。此為暑厥。即熱氣閉塞孔竅所致。其邪入絡與中絡同法。牛黃丸、至寶丹。芳香利竅可救。神犀已後。用清涼血分。如連翹心、竹葉心、細生地。鮮生地。二冬之屬。此證初起。大忌風藥。初病暑熱傷氣。竹葉石膏湯。或清肺輕劑。大凡熱深厥深。四肢逆冷。但看面垢齒燥。二便不通。或瀉不爽。為是大忌誤認傷寒也。

秋深初涼。稚年發熱咳嗽。（雄按：大人亦多此病。）證似春月風溫證。但溫乃漸熱之稱。涼即漸冷之意。春月為病。猶是冬令固密之餘。秋令感傷。恰夏月發泄之後。其體質之虛實不同。但溫自上受。燥自上傷。理亦相等，均是肺氣受病。世人誤認暴感風寒，混投三陽發散，津劫燥甚，喘急告危。若果寒涼外束，身熱痰嗽，只宜葱豉湯，或蘇梗、前胡、杏仁、枳殼之屬，僅一二劑亦可。更有粗工，亦知熱病，與瀉白散加芩連之屬，不知愈苦助燥，必增他變。當以辛涼甘潤之方，氣燥自平而愈，慎勿用苦燥，劫爍胃汁。

溫熱經緯論妊娠病疫，母之於胎，一氣相連，蓋胎賴母血以養，母病熱疫，毒火蘊於血中，是母之血即毒血矣。苟不亟清其血中之毒，則胎能獨無恙乎？須知胎熱則動，胎涼則安，母病熱疫，胎自熱矣，竭力清解婦人經期不調。多用熱藥。或熱迫經下。故亦有用涼藥。

婦人經下。若洗水。亦有傷寒。手足痺。少腹痛。早晨發熱。蓋經行腠理開。毛竅疏。故亦能傷寒。

以涼血。使母病去而胎可無虞。若不知此。而舍病以保胎。必至母子兩不保也。至於產後以及病中適逢經至。當以類推。若云產後經期禁用涼劑。則誤人性命。即在此言。

又論治疹。疹出於胃。古人言熱未入胃而下之。熱乘虛入胃。故發斑。熱也入胃。不即下之。熱不得泄。亦發斑。此指寒邪化熱。誤下失下而言。若疫疹之熱經表下有熱。不一日而即發者。故余謂熱疫有斑疹。傷寒無斑疹也。熱疫之斑疹發之愈遲。其毒愈重。一病即發以其胃本不虛。偶染疫邪。不能入胃。猶之牆門高大門戶緊密。雖有小人無從而入。此又可所謂達於膜原者也。有邪之四五日。而仍不透者。非胃虛受毒也。深即發表攻裏過當。胃為十二經之海。上下十二經都朝守於胃。胃能布敷十二經。榮養百骸毫髮之間。靡所不貫。毒既入胃。勢必敷布於十二經。戕害百骸。使不有以殺其炎炎之勢。則百骸受其煎熬。不危何待。疫既曰毒。其為火也明矣。古人所謂火為元氣之賊也。以是知火者疹之根。疹者火之苗也。如欲其苗之外透。非滋潤其根。何能暢茂。一經表散。燔灼火焰。如火得風。其焰不愈熾乎。焰愈熾。苗愈遏矣。疹之因表而死者，比比然也。其有表而不死者，乃麻疹风疹之類。有謂疹可治，而斑難治者，殆指瘦疹爲斑耳。夫湿疹亦何難治？但人不知用此法也。

又論疫疹之脉不能表，下疫疹之脉，未有不數者。有浮大而數者，有沉細而數者，有不浮不沉而數者，有按之若隱若見者，此靈樞所謂陽毒伏匿之象也。診其脉即知其病之吉凶。浮大而數者，其毒發揚，一經涼散，病自霍然。沉細而數者，其毒已深，大劑清解，猶可撲滅。至如若隱若見，或全伏者，其毒重矣，其證險矣。此脉得之於初起者間有，得之於七八月者頗多。

何也醫者初認為寒重用發表先傷其陽表而不能
散繼之以下又傷其陰殊不知傷寒五六日不解法
在當下猶必審其脈之有力者宜之瘟疫乃無形之
毒病形雖似大熱而脈象細數無力所謂壯火食氣
也若以無形之火熱而當硝黃之猛烈熱毒焉有不
乘虛為深入耶怯弱之人不為陽脫即為陰脫氣血
稍能駕馭者亦必脈轉沉伏變證蜂起或四肢逆冷
或神昏譫語或鬱冒直視或遺溺旁流甚至舌卷囊
縮循衣摸床種種惡候頗類傷寒醫者不悟引邪入
內陽極似陰而曰變成陰證妄投參桂死如服毒偏

右七味，以水三杯，煮取二杯，去滓，納粳米，煮米熟湯成，去米，溫服一杯。

梔豉枳黃湯　治食復發熱。

生梔子一錢五分　炙枳實一錢　北毛柴一錢

香豆豉三錢　酒大黃二錢

右藥水三杯，煎一杯，溫服。

若腹脹，加川厚朴一錢；傷肉食，加南查肉二錢；傷麪飯，加六神粬一錢五分。

人參溫膽湯　治傷寒解後，虛煩少氣，客熱不退，欲嘔，睡不安眠者。

又語癡聯喃囈默默不欲語眼赤神迷唇焦舌一
黑。燥無津液者。
西洋參一錢五分　新竹茹三錢　綠枳殼一錢
煮半夏一錢五分　結茯苓三錢　鹽陳皮一錢。
粉甘草八分
右藥以水四杯。煎一杯溫服。日可再服。或加竹瀝[illegible]服
口乾痰粘加川貝母二錢。嘗去陳皮半夏。或加天
花粉麥門冬各二錢。便燥加火麻仁三錢。
若表熱未清。去洋參一錢加北柴胡一錢五分。杭白芍
一錢五分。心煩加山梔子一錢五分。

若大便自利。表熱未除，去參加粉葛根二錢。扁豆殼四錢。腹痛加杭白芍一錢五分。便泄腹中及肛門覺熱者加黃芩一錢五分。嘔者加川雅連七分。

若客熱甚熾。譫語口乾耳聾。去參夏陳皮加犀角旁剉一錢五分川貝母三錢去心。天花粉四錢。小便不利加連翹殼二錢。車前草三錢。鼻衄加鮮蘆筍根六錢。白茅根三錢。咽痛加牛蒡子一錢五分。

若挾濕熱內蘊。去洋參。加浥苦參三錢。溺赤發黃亦可加之。欲作噫氣。加蔻砂仁三枚。

犀角地黃湯　治傷寒溫病。一應發汗而不得汗。熱狂煩躁。及鼻衄吐血便血。內餘瘀熱。或面黃中脘作痛。或譫語不眠。或誤服熱藥。燥表過度。致唇焦舌燥黑等症。並治陽毒發斑。

犀角屑一錢至三錢　生地黃三錢至五錢　粉甘皮一錢五分

杭白芍一錢五分至二錢五分

右四味。犀角剉末布裹。以水三杯煎取一杯零半杯。去滓撿入地黃煎取一杯。濾清服。

若喜忘如狂。加酒大黃一錢五分。枯條芩一錢五分。

若脈大來遲。腹不滿而自言滿者。加當歸中一錢五分。丁。肉桂一分五厘去皮另燉冲。

診斷

外感寒熱作而無間。活人書曰。惡寒者。不當風而自憎寒。惡風者。必當風而後憎寒。其發熱在背與手背。皮膚俱熱。非若內傷之手心熱。手背不熱。鼻氣亦多不利。出言聲重。若三日後。口渴便秘。邪氣轉裏之候也。成無己明理論云。寒邪為陰。熱邪為陽。裏分為陰。表分為陽。邪之客於表也。為寒邪。與陽爭則為寒矣。邪之入於裏也。為熱邪。與陰爭則為熱矣。若邪在半表半裏之間。外與陽爭而為寒。內與陰爭而為熱。表裏之不拘。內外之無定。由是寒熱且往且來。日有至而三五發甚者十數發也。若以陰陽二氣相勝。陽不足則先寒後熱。陰不足則先熱後寒。此則雜病陰陽自相勝然也。東垣曰。左手人迎脈緊盛大于氣口一倍。為外感之邪。李士材曰。左為人迎。辨外因。以左關乃肝膽脈。肝為風臟。故曰人迎緊盛。士材專論人迎故主風若云外感則統言風寒暑濕燥火六淫之邪其脈應各有所見脈經曰緊脈為寒。又曰弦緊為寒邪。脈訣曰。傷寒有五。脈非一端。陰陽俱盛緊濇者寒。陽浮而滑。陰濡而弱。此名傷風。勿用寒涼。陽濡而弱。陰小而急。此非風寒。乃濕溫脈。陽脈浮滑。陰脈濡弱。或遇於風。變成風溫。陽脈洪數。陰脈實大。

更遇温熱。變為温毒。陽脈濡弱。陰脈弦緊。更遇温氣。變為温瘧。陰陽俱盛。重感於寒。變為温瘧。同病異名。陰陽俱盛。病熱之極。浮之而滑。沉之散澀。回春曰。中寒緊澀。陰陽俱盛。法當無汗。有汗傷命。醫鑑曰。中寒之脈。虛而微細。寒毒所中。其脈必沉而細也。本事方曰。發熱惡寒。近似傷寒者。有五種。脈浮而緊。發熱惡寒者。傷寒也。脈浮而數。發熱惡寒。或有痛處。是欲作癰疽也。脈浮而澀。發熱惡寒。或胸膈嘔吐。此傷食也。脈浮而滑。發熱惡寒。或頭眩嘔吐。是風痰也。脈浮而弦。發熱惡寒。或欲思飲食。此欲作瘧疾也。

勺斗集　二十二

愈。不言脾腎二藏中寒，缺文也。然所謂中藏者，乃中五藏所居畔界之郭內阻隔，其經藏氣不得出入，故病。若真中藏則死矣。

痼冷寒邪久伏病也。或寒冷之邪伏於太陽，筋惕肉瞤，振振欲擗地，氣寒而復惡寒。或伏於陽明，心胸中大寒痛，嘔不能飲食，腹中寒氣上衝，皮高起痛不可觸近。或伏於少陽，口苦耳聾，胸滿脇痛，乾嘔不能食。或伏於太陰，脈沉無力，腹中急痛，吐嘔便溏，或拘冷厥急，或結胸吐蚘。或伏於厥陰，脈細欲絕，手足厥冷，乾嘔吐涎，頭痛，肝邪疝氣牽引臍腹疼痛。或伏於少陰。下利厥逆無脈。乾嘔而煩。腹痛四肢沉重而疼。小便不利。或煩燥。欲死。或五更洩瀉。或陰症。作痛。痼冷之為患。其欵類繁。豈可不詳求審察哉。

素問風論篇云。入房汗出中風。則為內風。風寒氣也。隨其所中而變焉。少陰者。腎也。腎藏精為水臟。房勞色慾過度。則精多所遺。腎精遺。命門之真火外洩。玄府開而毛竅疎。寒氣易入腎經。故脈息必見沉細。甚則煩躁舌黑。生芒則死矣。有陰極似陽。不可不辨。如脈息滑緩有加無沉微之象。且有頭痛外症。亦不可認作少陰傷寒之病。若但欲寐。四肢厥冷。脈細欲絕。

腹痛吐瀉。為陰症。喻嘉言云。陰厥。得之陰症。一起便直中陰經。唇青面白。遍體冷汗。便利不渴。身蜷多睡。則人事了了。與傷寒傳經之熱邪轉入轉深。人事昏惑者不同。

寒厥則邪之所積。早入臟腑。內陷已深。脈必沈微欲絕。或沉伏不見。

療法

李士材曰。風為陽邪。善行而數變。其傷人也。必從俞入。皆在背。故背當固密。風弗能干已。受風者。常曝其背。使之透熱。則潛消嘿散。經文所謂乘虛來犯固矣。

若其人素有痰熱壅遏于太陰陽明之經。內有窠囊。則風邪易于外束。若為之招引者。然所謂風乘火勢。火藉風威。互相鼓煽也。治寔之法。秋冬與之辛溫。春夏與之辛涼。解其肌表。從汗而散。治虛之法。固其衛氣。兼解風邪。若專與發散。或汗多亡陽。或屢痊屢發。皆治之過也。治風火之法。辛涼外發。甘苦內和。勿與苦寒。恐正不得申。邪不得解耳。

王肯堂曰。中寒之不成熱者。則是邪中於陰形之中。一定而不移。不移則不變。不變則止在中寒處而生病。治之先用酒調蘇合香丸。輕則五積散。加香附一錢麝香少許。重則用姜附湯。若人漸生。身體回暖。稍能言語。須臾問其別有他證。按法治之。大抵以溫經散寒。活血煖脚為挈領。亦可灸丹田。多壯為妙。然寒雖陰邪。既鬱而成熱。遂從乎陽。傳變不一。治者尤當審微。如未出陽。自宜溫煖。入門曰。冷極唇青。厥逆無脈。陰囊縮者。急用葱熨法。吳茱萸熨法。並艾灸臍中氣海關元穴。各三五十壯。兩手足不溫者死。

房勞瘵法。不泥於寒。若有陽症。雖有房勞。亦須從陽症治之。果屬陰症。靜而不變。法當助陽。如煩躁舌黑。陰極似陽。當斂陰以扶陽。防其離間。

沈金鰲之論惡寒治法。與發熱治法。分而為二。而後發熱惡寒。復合而為一。謂惡寒者，寒邪客於營衛，故灑淅而然也。寒之所客。雖不見風而亦惡寒。雖居煖室無寒氣相襲。亦不欲去衣被。故無他證。但覺惡寒陰勝也。宜溫理中宮。或嘔或心下痞而惡寒。中寒也。宜利水而溫經。汗後惡寒。陽微也。宜助其陽。下證悉具。而微惡寒。表未解也。宜先表散寒邪。而後攻裏。下後渴而惡寒。陽邪內搏也。宜疏解寒邪。佐以清理裏熱。一身不惡寒。但背惡寒。表未解也。宜升解之。腹滿背惡寒。邪入裏也。宜達裏邪。汗後不解。反背惡寒，虛也。與陽微同治。口中和，背惡寒，陰氣盛也。陰盛則陽虛，當斂陰以助陽。口乾燥，心煩，背微惡寒，陽氣內陷也。宜清陽益胃。身無他證，但惡寒，胃虛寒也。宜升陽煖胃。身無他證，但足膝惡寒，下元衰也。宜溫腎補陽。發熱者，邪氣之入，不能宣洩，故鬱而為熱也。其熱有表有裏，有陰有陽。如翕翕而熱，表熱也，是風寒客於皮膚，怫鬱於中，表熱而裏不熱也。無汗脈浮者，宜發表；有汗脈浮緩，宜解肌。蒸蒸而熱，裏熱也，是陽邪入陷於陰中，裏熱而表皆熱也。脈沉實而渴者，宜下之。若表裏不罷，邪氣傳裏，表裏俱熱，脈必弦數，宜和解。

如脉沉反發熱是未離於表也。宜温發其汗。發熱煩滿。小便赤。脉浮大。是為表裏發見也。宜升表和裏。若陰陽俱虛。熱不止。若汗下後。復大熱。脉躁亂。若下利熱不止。皆死證。以上皆分治之法也。又有發熱惡寒一齊俱作。屬乎陽也。宜用疎解。下後不渴。發熱而渴。又惡寒。陰陽構。而未和也。宜升陽益陰。背惡寒而復潮熱。陽邪實於胃中。且有燥屎也。宜解表清裏。背惡寒。又潮熱。腹滿。胃中實熱也。法宜攻裏。發熱惡寒。兼之頭痛脊強。脉浮緊。邪入太陽表證也。法宜解表。浮後七八日不解。表裏俱熱。時時惡風惡寒。大渴。舌乾燥而煩。陰虛陽鬱未散也。宜散陽養陰以滋其燥。痼冷。當溫經助陽。或散寒潤燥。如太陽伏冷。當溫腎。少陽伏寒。則用樞轉。太陰伏寒。當理中。厥陰伏冷。則和血溫經。疝氣引痛。當溫化寒氣。以疏散之。少陰伏寒。當回陽而藏陰。或通脈而煖腎。寒厥素係虛寒。或寒邪久聚。復遇寒冷之氣。內外交困。必須急救回陽。施以溫煖。使氣旺血充。則厥得溫。北地有土坑為床坑。內燒以薪炭。病人卧其上。厚被覆之。必須微有汗出。則復甦矣。

凡暴熱不止。脉滑數。或洪盛。皆為實熱。宜隨表裏孰輕熟重而清理之。或脈雖沉。而按之實堅者。為裏實。必用苦寒下奪之。若熱久不止。脈來虛無力。服調補藥不應。飲食無味。或至夜煩渴。或反加乾欬者。此必陰血受傷。當以血分之品。調養其陰。則陽熱自化。陰陽虛盛之機。不可不審。而急為轉關也。

診其脈數為熱。浮數表熱。沉數裏熱。無力虛熱。有力實熱。滑數心下結熱。緩而滑為熱中。牢為脾胃盛熱。若發熱。而脈反沉細。或數疾無力者。病相反也。死。病熱有火者生。心脈洪是也。浮而濇。濇而身有熱者死。熱而脈靜者難治。脈盛汗出熱不解者

死。脈虛熱不退者死。脈弱四肢厥不欲見人。食不
入利不止者死。

惡寒者。雖當夏月。若遇風霜。欲得重綿。時覺凜凜戰慄。如喪神守。此熱伏於裏。而反覺自冷。實非寒也。或曰往往見有服熱藥而愈者何也。曰病熱之人。其氣炎上。鬱為痰飲。抑遏清道。陰氣不升。病熱尤甚。積痰得熱。亦為暫退。熱勢助邪。其病益深。或曰寒熱如此。誰敢以寒藥與之。非殺而何也。古人遇戰慄之症。有以大承氣湯。下燥屎而愈者。惡寒戰慄屬熱者多。但有實虛之分耳。

又曰有衛氣虛衰。不能充實溫肉而惡寒者。有上焦之邪隔絕。營衛不能升發出表而惡寒者。有酒熱內鬱。不得泄而惡寒者。背惡寒多係痰飲所滯。仲景云心下有留飲。其人背惡寒冷如冰。當治其飲。身前寒屬胃。經云足陽明之脉氣虛。則身以前皆寒慄。掌中寒者。腹中寒。魚上白肉有青血脉者。胃中有寒。當理中焦。表虛惡賊風。上焦不通。陽氣抑遏。而皮膚分肉無以溫之。故寒慄。須升陽益胃。開發上焦。以伸陽明外達。外感、內傷、傷食、濕痰、火鬱、皆有惡寒。非獨陽虛也。若脉浮緊。頭痛拘急身疼。微惡寒熱起。是外感。宿時令之輕重。而發散之。脉緩弱。或氣口虛大。按之無力。兼見倦怠手心熱。是內傷元氣症。須補中益氣。或佐以助陽之品。脉弦滑。惡心頭痛。飽悶溢酸。是內傷宿食。從傷食治。或脉來濇伏。腹滿煩熱喘促弱。是冷食結滯於內也。當與溫藥消之。如係肉食。更當加以燥破。脉滑或沉。周身疼痛。而惡寒者。屬痰濕。乃痰在上焦。遏絕陽氣而然。肥人多此。宜導痰燥濕散寒。甚者先吐之。惡寒非寒。不戰而慄。從火鬱治。若鬱遏陽氣於脾土。令人惡寒者。宜升陽散火。內虛裏急。惡寒少氣。手足厥冷。少腹攣急。足脛疼痠。此陽不足也。法宜建中以助陽。

脉弦數。寒熱兼作。乃瘧家之候。須閱身中有無腫痛之處。大抵惡寒證。除陽虛外。屬表證者多。乃表中陽氣不得發越而然。須辛散之。

熱發於上。陽中之陽邪也。熱發於下。陰中之陽邪也。寒起於上。陽中之陰邪也。寒起於下。陰中之陰邪也。脉經云。陽乘陰者。腰已下至足熱。腰已上寒。當吐以升之。陰氣上爭。心腹滿者死。陰乘陽者。腰已上至頭熱。腰已下寒。當利以導之。陽氣上爭。得汗者生。若雜證上熱下寒。當用既濟法。兼大便秘者。既濟法中加以解毒。火不歸源。當引之。上寒下熱。分利表裏。以滋下元。虛陽下陷者。引火歸源。加以扶陽。

皮寒而燥者。陽不足也。皮熱而燥者。陰不足也。皮寒而寒者。陰盛也。皮熱而熱者。陽盛也。仲景云。病人身大熱。反欲得近衣者。熱在皮膚。寒在骨髓也。當建中土。而助其汗。病人身大寒。反不欲近衣者。寒在皮膚熱在骨髓也。法當散表清裏。若雜證外熱內寒者。當理中焦。而斂其寒。外寒內熱者。當升其火。而散其鬱。

婦人感冒經水適來。經水適斷。及胎前產後。與男女尋常之治法不同。另有條例。非關以上四端。治法暨同。

處方　外感與傷寒異同治法當相參用

小柴胡湯　千金名黄龍湯。

治外感風邪。肝胆有熱。寒熱往來。頭痛不欲食。心煩喜嘔。胸脇痛滿。或腹中痛。或渴或欬。或利或悸。小便不利。口苦耳鳴。脉弦或喘急者。或汗後餘熱不鮮。及春月時嗽。婦人傷寒。熱入血室。金匱云。婦人中風。七八日續來寒熱。發作有時。經水適斷者。此為熱入血室。其血必結。故使如瘧狀。發作有時。此湯主之。

又治産後鬱冒。其脉微弱。嘔不能食。大便反堅。

但頭汗出。所以然者。血虛而厥。厥而必冒。冒家欲解。必大汗出。以血虛下厥。孤陽上出。故頭汗出。所以產婦喜汗出者。亡陰血虛。陽氣獨盛。故當汗出。陰陽乃復。大便堅。陽氣鬱而裏有熱也。鬱則宜開。當用小柴胡湯開洩陽鬱。使陰陽和平。汗出而解。惟產後鬱冒亦須七八日察其陽鬱有熱或加痙狀方可與之

北毛柴一錢至二錢　枯条芩一錢至二錢　煮半夏二錢至二錢半

西洋參一錢至二錢　老生姜五分至一錢　大紅棗二枚至四枚

粉甘草五分至一錢　風邪傷於血分用丹參孕婦忌

右藥以水三中杯。煎八分杯。溫服。日可再服。

陳皮半夏薄荷桔梗。加川貝母二錢。天花粉四錢。鮮竹茹三錢。便若燥澁。不用花粉。即加括樓仁生巵子於其中。

若風熱傷於肝胆。耳腫而痛。去陳皮半夏薄荷。加川貝括樓仁巵子川石蒲等。以開竅清火。須深使陽氣外達。陰有所歸。或去桑枝加柴胡竹枳亦可。

風寒與濕相搏。頸下結腫。如核狀。去陳皮半夏。加浙貝母二錢。夏枯草一錢五分。痛者加香白芷一錢五分。按之皮熱者。加連翹殼二錢。生巵子錢半。

風傷筋絡。濕熱不化。臂痛。去桔梗薄荷。加忍冬藤四錢。宣木瓜錢半。腿脚痛者。再加淮牛膝錢半至二錢。若風傷厥陰。追及睪丸腫痛。去桔梗薄荷。加川楝子二枚。不杵碎。乾荔核二枚。小腹脹墜。再加小茴香一錢。大小便不暢。可加連翹殼二錢。卮子二錢。若頭痛。加甘菊花一錢。或用鮮菊葉錢半。蔓荊子亦可加之。

芎蘇散。治非時感冒。寒熱。胸滿。或頭痛欬逆。

紫蘇葉一錢。北毛柴一錢二分至二錢。川撫芎一錢。粉葛根一錢至錢半。綠枳殼一錢。苦桔梗一錢至錢半。鹽陳皮七分至一錢。煮半夏錢半至二錢。結茯苓二錢至三錢

粉甘草七分，老生姜二片，大紅棗二枚

右水三中杯，煎八分杯，去滓溫服，覆取微汗。若熱多寒少，去紫蘇葉、生姜、紅棗，口渴者，加天花粉三錢。

本方去川芎、柴胡，加人參、前胡、木香，名參蘇飲。治四時感冒，邪氣勝，正氣弱，弗能出汗，故加人參以助氣，如本方之用川芎以助血分也。

人參敗毒散　治四時感冒，壯熱惡寒，或頭痛身疼，咽喉不利，或汗後熱仍不解，或時疫初起，寒疫糾纏，均可治之。

真人參一錢 羌獨活二錢各半 柴前胡二錢各半
川撫芎一錢 苦桔梗錢半 綠枳殼一錢 蜜薄荷五分
結茯苓三錢 粉甘草七分疫邪則用人中黃 老生姜二片
右水三中杯。煎八分杯。去滓溫服。日可再服。
本方用人參不寒不溫。有扶正去邪之功。惟價貴難得。有力者尚可用之。窮困之家。當易用西洋參。如有身疼則用京丹參三錢。而調血。或咽乾喉梗。則用大元參三錢以滋肺。口燥則用北沙參三錢以清火。臨症酌用。不可泥也。
本方加荊芥防風。減去人參。名荊防敗毒散。治時疹。及血風遍身瘙癢之疹。頭項痛。咽喉痛。肌熱。惡風寒者。人參敗毒散。去參，和薄荷、茯苓。加連翹二錢。天花粉三錢、淨紅花一錢。蘇方木一錢。川升麻五分、當歸尾一錢至錢半。牛蒡子錢半。名連翹敗毒散。治時毒發頤。高腫焮紅。疼痛之陽症也。如面部均腫。加白芷錢半。黑漏蘆錢半。腫而堅硬。加皂角刺一錢至錢半、穿山甲一錢至錢半。便燥加生大黃一錢至二錢。熱甚加枯條芩一錢至錢半。川雅連五分至八分。

本方加陳倉米五錢。名倉廩散。治表熱無汗噤口毒痢。

本方加茅山术钱半、酒大黄一钱。治脚气若肤痒。

加蝉退，身々全热甚，必加芩连，以和中焦。

九味羌活汤 治四时不正之气及温病热病。洁古

以代麻桂。又名冲和汤。

川羌活钱半。软防风一々分至一钱　正茅术一钱五分久利已久

北细辛五分　川撫芎一钱至钱半　香白芷一钱至钱半

生地黄二钱至四钱　黄芩钱半　粉甘草五分至八分

痰热内蕴而喘者，加苦杏仁一钱至二钱。无汗加麻黄

茎一々分至钱。有汗加桂枝木一々分至钱。

若胸中飽滿去生地加綠枳殼一錢苦桔梗錢半
熱而煩渴者加知母一錢至錢半生石膏四錢至八錢
此方又治傷寒傷風憎寒壯熱頭痛身疼項痛脊
强嘔吐口渴太陽無汗亦有加生姜葱白全煎自
汗不必加並去蒼术加漂白术錢半炙有芪二錢
本方去白芷加獨活一錢漢防已錢半川黃連八
分漂白术一錢肥知母錢半合上諸葯共十三味
以水四杯煎一杯零半杯分兩次服治兩感傷寒
名大羌活湯
内經所謂兩感者一日則太陽與少陰俱病有頭

痛項强者而又口乾煩渴也二日則陽明與太陰俱病有身熱譫語而又腹滿不欲食也三日則少陽與厥陰俱病有脇痛耳聾而又囊縮厥逆也此陰表裏俱病欲汗之則裏欲下之則有表故内經仲景皆云必死吴鶴臯曰易老製此方意謂傳經者皆為陽邪一于升陽散熱滋陰養臟則感之淺者尚或可平也

麻黄杏仁薏苡甘草湯　治風濕身痛日晡發熱

麻黄一錢去根節泡　苦杏仁一錢五分去皮尖杵

薏苡仁一兩姜湯泡勿炒　炙甘草八分

右水三杯煎麻黄去沫减半杯後入三味再煎至八分杯温服有微汗當避風此方即麻黄湯去桂枝加薏苡仁如有汗去麻黄加蘇茵陳三錢忍冬籐三錢小便赤澁加車前葉三錢

選奇湯 治風火相煽眉稜骨痛

川羌活一錢五分 軟防風一錢 酒黄芩一錢至二錢 炙甘草一錢夏時用生

右水二杯煎八分杯飯後稍熱服

五葉飲鎧定 治風火煩熱頭痛溺赤口乾舌胎微黄或咳微有惡寒肌熱者此方主之熱瘧亦可服之

淡竹葉三錢　枇杷葉去毛三錢　蜜薄荷葉五分

鮮菊葉錢半　冬桑葉一錢半　至　淡竹葉孕婦忌服

熱重去淡竹葉用鮮竹葉十片如食指大七　不惡寒無

頭痛去薄荷加鮮荷葉二錢　無鮮則用乾亦可如

無菊葉時亦可易用荷葉　小便不利無咳逆者去

枇杷葉加車前葉二三錢去莖蕊

若喉閉不利胸中阻滯加苦桔梗錢半綠枳殼一

錢　食少不知飢二味亦可加

口渴加天花粉三錢　川貝母二錢

身熱而痛加忍冬籐四錢　大秦艽錢半

柴葛去羌活石羔解肌湯（鑑定）治外感風邪熱多寒少無汗或汗不至足頭痛脉浮滑者

北柴胡一錢至錢半 粉葛根二錢半至二錢 香白芷一錢至錢半 枯條芩錢半 杭白芍錢半 苦桔梗一錢至錢半 粉甘草五分至八分

右藥以水二杯煎八分杯去滓溫服日可兩服

此方即柴葛解肌湯去羌活石膏

若煩滿加新竹茹三錢 綠枳殼八分至一錢二分 嘔吐加煮半夏二錢半至二錢 胸悶噫氣去葛根加蜜砂仁三枚 口乾而嘔去甘草加鮮蘆筍根五錢 白通

草錢半竹茹亦可加之胸中如有痰阻悶加鹽陳皮七分

若挾熱下利去桔梗加結茯苓三錢苡米仁三錢

若有腹痛白芍可用二錢

通解三焦加桔枳樓貝湯　治感冒風熱上焦痰氣不宣中焦濕土不運下焦鬱熱不化胃次阻滞不欲食二便不暢或脹悶呃逆或經升解發熱無汗或汗出熱仍不徹或大便不通

真川鬱一錢　白蔻仁五分至七分　白通草錢半

苦桔梗錢半　鹽枳殼八分至一錢　川貝母二錢半至三錢

栝樓仁三錢至五錢　此方鬱金通草孕婦忌服

右藥以水三杯煎八分杯去滓溫服不知可再服

寒熱並有加北毛柴一錢至錢半有汗再加杭白芍一

錢至錢半腹痛用二錢惡寒多則加蘇薄荷五分

生杵大便溏滑去栝樓仁加桔條芩錢半小便不利加

車前葉子二錢梗去口渴加天花粉三錢

頭痛加鮮菊葉錢半或加甘菊花一錢亦可

咳嗽痰不易出加苦杏仁錢半至二錢枇杷葉亦可加

之痰中帶血邪熱鬱於肺絡加蘆笋根五錢至八錢鼻

衄加白茅根三錢至五錢鮮竹茹三錢至四錢

五十七

發熱無汗加粉葛根錢半至二錢半
嘔逆胸窒合小陷胸湯即本方加川連七分至一錢煮
半夏錢半至二錢
面目發黃加蘇薗陳二錢至三錢溺赤加連翹殼錢半至二
錢筋絡不舒加忍冬藤三錢至五錢
心煩不眠加生巵子錢半至二錢
大便多日未通服方後仍不解者去桔梗再加杏
仁二錢火麻仁三錢布包郁李仁錢半或用本方煎湯
送下清寧丸二錢亦可或用更衣丸一錢五分亦
緩下之一法也

逍遥散

治血虚傷風病在肝胆寒熱頭痛遍身作疼或咳嗽潮熱及女子骨蒸勞熱月経不調

當歸身一錢　杭白芍錢半生切　漂白朮錢半至二錢

結茯苓三錢　毛柴胡八分至錢半　炙甘草五分

右藥共為細末以老生姜二片蘇薄荷葉五分至七分煎湯冲服若為湯煎二味亦可加入

如感冒輕症無甚發熱去柴胡加小桑枝一錢至錢半無頭痛惡寒則去薄荷疝氣小腹痛者加川練二枚或無寒熱只有頭暈身疼不用柴胡薄荷而用明天麻錢半至二錢　甘菊花七分至一錢

若胸寒不開加苦桔梗一錢至二錢綠枳殼八分至一錢便澁者白术亦當去之胸脇疼痛則加京丹參二錢至四錢女子月經不調亦可加之惟有妊娠必須酌用

若咳嗽痰多去柴胡用香前胡一錢至一錢半並加苦杏仁錢半鹽陳皮七分至一錢嘔逆加煮半夏一錢半至二錢口渴痰粘加川貝母一錢半至二錢氣促加蜜蘇子錢半飲食少進加南查肉錢半腰腳作疼加宣木瓜錢半淮牛膝錢半至二錢

若大便滑泄當歸用土炒月經不調白芍用酒炒

體質虛弱骨蒸寒少去薄荷即用鱉血製柴胡心

悸者加石决明六錢至八錢　氣不舒者加蜜砂仁三枚
若兼寒多發熱少去柴胡加黑荆芥穗一錢至一錢半
若產後傷風去柴胡薄荷白朮加京丹參二錢至四錢
黑荆芥一錢至一錢半　療炙加茺蔚草一錢至一錢半　南查肉一錢半
腹痛合失笑散用五靈脂一錢至一錢半　蒲黃粉一錢至一錢半
若肝氣怫鬱裡姜或月經不調及潮熱便溏目暗
加粉丹皮一錢至一錢半　山梔子二錢至二錢半　名八味逍遥散

香蘇飲　治四時感冒頭痛寒熱或內傷生冷胸膈
滿悶噯氣惡食
製香附一錢至一錢半　紫蘇葉一錢至一錢半　陳橘皮八分至一錢

粉甘草五分

右熟以水二杯加老生姜二片生葱白二茎煎一杯服熱多以乾不用生姜

若咳嗽加苦杏仁錢半至二錢、桑白皮錢半至二錢　痰多加蘇法夏錢半至二錢　頭痛加川撫芎一錢至一錢半　香白芷一錢半至錢　鼻塞頭昏亦可加之　心中痛者去蘇葉用紫蘇梗一錢　元胡索錢半　腹痛加金鈴子錢半　溺赤加結茯苓三錢　以乾川貝母二錢　胸塞加塩枳殼一錢

若腹脹便必加川厚朴八分至錢半

葱豉湯　治初感風寒便覺頭痛身熱脉洪
生葱白二莖每二寸　淡豆豉錢半至二錢
右药以水一杯五分煎一杯服取汗出如無汗加
粉葛根二錢
本方去淡豆豉加生姜名連鬚葱白湯治人方治
同
頭痛甚者香白芷香藁本亦可加之各用錢半
神术湯　治内傷冷飲外感寒邪而無汗者
正茅术錢半米泔泡過　軟防風一錢至錢半　炙甘草五分至七分
老生姜二片　生葱白一莖連鬚

右藥以水二杯煎八分杯温服

若係太陽傷風發熱惡寒脉浮緊者加川羌活一錢至錢半若浮緊帶洪是兼陽明加枯芩錢半浮緊帶弦數者是兼少陽受邪加毛柴胡八分至一錢婦人可加當歸中一錢至錢半

本方去蒼朮葱白加漂白朮錢半名白朮湯治前症有汗者

大無神朮散　治感冒山嵐瘴氣憎寒壯熱一身盡痛頭面腫大瘴瘧時疫等症

正蒼朮一錢至錢半米泔漬　川厚朴一錢至錢半姜汁製　陳桔皮錢半去白

炙甘草五分至七八分 藿香梗七分至一錢半 石菖蒲七分至一錢

右藥以水三杯煎八分杯服

此方即平胃散加藿香梗石菖蒲惟重用陳皮而

疎邪安胃

不換金正氣散即本方去菖蒲加煮半夏二錢主

治暑同

再造散 治感冒寒邪頭痛項強發熱惡寒寒多熱

少無汗惡風服發汗藥一二劑汗不出者為陽

虛不能作汗故也

京丹參三錢 生黃芪二錢 小桂枝七分至一錢半 淡附子

一錢至錢半北細辛五分至七分川羌活一錢至錢半軟防風七分至一錢川撫芎一錢至錢半杭白芍錢半至二錢炒用煨姜五分至七八分大紅棗二枚至四枚

方中用參本應臨時酌用何種此方姑擬用丹參以活血使其血行易於化汗蓋汗即血液也若體果不足即用黨參芪亦用炙

若陽氣不足未甚虛弱外感風寒不能作汗即將此方去參附細辛亦可

若無頭痛當去細辛川芎

若熱多口燥雖屬無汗此方不宜

五積散　治外感風寒。內傷生冷。寒熱無汗。頭痛身痛。項背拘急。胸滿惡食。嘔吐腹疼。脚氣腫痛。冷秘寒疝。寒瘧惡寒無汗。婦人血寒經水不調。脉沉細濡濇者。

香白芷　陳桔皮　川厚朴　當歸身　川撫芎
白芍藥　結茯苓　苦桔梗以上各八分　漂蒼朮
綠枳殼　製半夏以上各七分　麻黄莖四分去節
北乾姜　炙甘草以上各三分　上肉桂二分

右藥十五味。共研細末。勻作三服。每服三錢一分。用生姜二片。葱一莖。用白連鬚。水二杯。煎數沸冲八分杯服。日三服。汗出停後服。

有汗去麻黃。氣虛去桔梗枳殼。加人參白朮。腹痛挾寒氣加吳茱萸。

陰症傷寒。肢冷虛汗。去麻黃桔梗枳殼。加附子白朮。婦人血寒調經。加醋蘄艾。亦去麻黃。

升陽益胃湯　治時值秋令。溫熱方退。陽氣不升。體重節痛。洒淅惡寒。脾胃虛弱。怠惰嗜臥。口苦舌乾。心不思食。食不知味。大便不調。小便頻數。或兼見肺病。

生黃芪錢半至三錢　京丹參錢半至三錢口乾用洋參　煮半夏錢半

炒白芍一錢半　羌、獨活各二錢半　敷防風一錢　陳桔皮一錢小
漂白朮一錢半　結茯苓二錢　泡澤瀉錢半至二錢便易通不用
北柴胡一錢至錢半　川雅連五分至七分
口渴去半夏。小便通利、口不作渴，去苓澤。

平胃散　治感冒山嵐瘴霧，不服水土，及脾有停濕，痰飲痞隔，宿食不消，滿悶嘔瀉，或腫脹便溏，腳氣足浮。

漂蒼朮錢半至二錢　川厚朴八分至錢半姜汁炒　陳桔皮八分至一錢
炙甘草五分至七分
若感風發熱，口苦頭眩，加北柴胡一錢。有汗仍熱，

加生白芍錢半。小便不利。加赤茯苓三錢。嘔逆加
煮半夏二錢。呃氣加蔻砂仁三枚。
若氣滯胃痛及腹疼者。加小蘇梗一錢至一錢半。
若大便下泄。小便不利。加茯苓、猪苓各二錢。澤瀉
三錢。名胃苓湯。
夏月受暑。加藿香梗一錢至一錢半。煮半夏二錢至二錢半。名不
換金正氣散。

玉屏風散

治表弱、易感風寒。陽氣不足。惡風自汗。
炙黃芪三錢至三錢半。軟防風一錢至一錢七分。漂白朮二錢至二錢半。
右藥共為散。每服三錢。開水冲服。煎湯亦宜。

汗多或盗汗，均加左牡蠣二錢至五錢，生。若用煅牡蠣亦可。北小麥錢半至三錢。股冷加淡附子一錢至二三錢。腰痛加黑杜仲錢半至二錢。身痛加宣木瓜錢半，酒炒。小便不利，加結茯苓三錢。大便滑泄，加上炒苡米仁三錢。

腹脹加鹽陳皮一錢。鹽砂仁五分至八分。痰飲加煮半夏二錢。食少加南查肉錢半。麥芽亦可加之。

此方亦治勞傷風，惡風寒者，並治風痹。

白朮附子湯　治脾胃兩虛，風入內臟，頭重苦極，食不知味。

漂白术錢半至二錢 淡附子錢半至三錢 炙甘草七分至一錢

冷氣甚者。附子用熟。

本方加桂枝。不用姜棗。名甘草附子湯。治風濕相搏。一身煩痛。汗出惡風。小便不利。或身微腫。

本方加肉桂、川芎。名芎术除濕湯。治寒濕頭痛眩運。

回陽急救湯　治三陰中寒。初病不熱。頭不痛。惡寒戰慄。四肢厥冷。引衣自覆。踡卧沉重。腹痛吐利。口不作渴。或指甲唇青。時吐涎沫。脉沉遲無力。或脉應指不現。

炮附子（钱半至四五钱）　炒乾姜（一钱至三钱）　上肉桂（二分至七八分）

真人参（一钱或用潞党）　炒白术（钱半至三钱）　结茯苓（二钱至四钱）

姜半夏（钱半至三钱）　盐陈皮（八分至一钱）　五味子（五分至七分）

炙甘草（五分至八分）

此方或加麝香一厘。调服亦妙。

烦躁脉不出者。加猪胆汁一茶匙。

呕吐涎沫。加吴茱萸（七分至一钱，盐炒）。

真武汤　治少阴感寒。腹痛腰疼。四肢沉重。或呕或利。或咳或眩。或汗出恶风。小便或利小不利。

结茯苓（四钱）　漂白术（钱半至二钱）　熟附子（一钱至二三钱）

杭白芍錢半 老生姜二片

右藥以水三杯。煎八分。溫服。

咳逆痰多。加鹽陳皮一錢，煮半夏二錢。痰不易咳者。加苦杏仁錢半。氣促加沉香五分。

腰疼加黑杜仲二錢至三四錢。身痛並加酒木瓜錢半。

自汗惡風。加炙黃芪三錢至五錢。

大便下利加潞黨參三錢。炒

腹中痛引小腹。加炒乾姜五分至一錢。若有寒濕。加藿香梗八分至一錢。脹滿加砂仁殼五分至七分。

嘔吐加淡吳萸七分至一錢。

中風

原因

經云。風者百病之始也。又曰百病之長也善行而數變。人之元氣强壯。榮衛和平。腠理緻密。外邪焉能爲害。惟飲食七情勞傷色慾。真元耗散。榮衛空虛。邪乘虛入。所以氣虛之人。肝木不平。而內風易作。有中經中腑中臟之別。

沈金鰲云。中風風乘虛而爲病也。向來惟東垣主虛。而河間主火。丹溪則主痰。似乎各異。不知惟虛也。故無根之火發焉。故逆上之痰生焉。特東垣舉其本。河間丹溪舉其標耳。未有痰與火之發。不由於虛者也。且即河間主火。而其論曰。中風癱瘓。非外中風邪。亦非肝風獨盛。由將息失宜。心火暴盛。腎水虛衰。不能制之。則陰虛陽盛而熱氣怫鬱。心神昏冒。筋骨不用。卒倒無所知。則其言腎水虛衰。陰虛陽盛。雖主乎火。而論火之自發。何嘗不以為由於虛乎。丹溪主痰。而其論曰。西北氣寒。為風所中誠有之。東南氣溫多濕。有風病者。非風病也。皆濕土生痰。痰生熱。熱生風也。夫人身之氣根於脾。主於肺。苟脾氣充盛。自能健運。內因之濕何自生。外來之濕何自感。痰即不能為患矣。然則痰之壅逆。非由氣之虛弱不能健運乎。亦可知曰火曰痰。總由於虛。虛固為中風之根也。惟中風之病由於虛。故腑虛則中腑。臟虛則中臟。血脈虛則中血脈。而其證各別。宜詳審之。其有痿痹癱瘓頑麻。或因痰而中。或因火而中。或因暑而中。或因溫而中。或因寒而中。或因虛而中。或因氣而中。或因惡而中。雖所中之因不一。皆為類中風。蓋類中風者。卒倒偏枯。語言蹇澀。痰涎壅盛。皆與中臟腑血脈之真中風相類。但無六經形證為異耳。皆由中氣虛憊。血液因而滯逆。故虛風內煽。至此生病也。

千金云：岐伯曰：中風大法有四：一曰偏枯，二曰風痱，三曰風懿，四曰風痺。王節齋曰：古人論中風偏枯麻木酸痛不舉諸症，以血虛死血痰飲為言，是論其致病之根源。至於得病，則必有所感觸，或因六淫七情，遂成此病。此血與痰為本，而外邪為標。其病中於皮膚血脈經絡肌肉筋骨之間，而未入藏府。故邪在皮膚肌肉，而不知痛癢，麻木不仁，如有物一重貼於其上，或如蟲蟻遊行，或洒洒振寒，或腫脹，或自汗，遇熱則成癢，遇陰寒則沉重痠痛，邪入血脈筋絡，則手足指掌肩背腰膝重硬不遂，難於屈伸舉動，或走注疼痛。皆外自皮毛以至筋骨之病。凡脈所經所絡。筋所會所結。血氣津液所行之處。皆凝滯鬱遏。不得流通而致然也。

東垣云。有中風者。卒然昏憒。不省人事。痰涎壅盛。語言蹇濇。六脈沉伏。此非外來風邪。乃本氣自病也。凡人年踰四旬。氣衰之際。或憂喜忿怒。傷其氣者。多有此證。壯歲之時無有也。若肥盛者。亦間有之。形盛氣衰故也。

繆仲淳曰。凡言中風。有真假內外之別。西北土地高寒。風氣剛猛。真氣空虛之人。卒為所中。中藏者死。中府者。飲食便溺艱澁。中經絡者。重則成癈人。輕可調理而瘳。治之之法。先以解散風邪爲急。次則補養氣血。此真中外來風邪之候也。若大江已南。天地之風氣既殊。人身之所稟亦異。其地絕無剛猛之風。而多濕熱之氣。質多柔脆。往往多熱多痰。真陰既虧。內熱彌甚。煎熬津液。凝結爲痰。壅塞氣道。不得通利。熱甚生風。以致卒然僵仆。類中風證。或不省人事。或語言謇澁。或口眼喎斜。或半身不遂。其將發也。外先必顯內熱之候。或口乾舌苦。大便閉澁。小便短赤。此其驗也。

景岳全書曰。凡類中風之多痰者。悉由中虛而然。夫痰即水也。其本在腎。其標在脾。在腎者。以水不歸源。水泛為痰也。在脾者。以飲食不化。土不制水也。故治痰而不知實脾堤水。非其治也。凡經絡之痰。蓋即津血之所化也。使果營衛和調。則津自為津。血自為血。何痰之有。唯是元陽虧損。神機耗散。則水中無氣。而津凝血敗。皆化為痰耳。

症狀

真中風症。卒然昏倒。人事不省。口噤關閉。痰涎壅塞。四肢不舉。語言蹇澀。口眼喎斜。角弓反張。甚則遺溺自汗吐沫搖頭。氣粗不語。直視眼小。喉聲如鋸。面赤如粧。循衣摸床。或頭面手足爪甲青黑。

類中風症。手足麻木不仁。或左或右半身不遂。口眼鼻準喎斜。語言不清。口角流涎。頭旋耳鳴。四肢無力。腰脚痠痺。睡不安寢。頭暈筋攣。小便不能忍。及溺有餘瀝。舌蹇痠阻。大便少通。左癱右瘓。不知痛癢。皆覺失靈。不思飲食。或延累月經年。精神消散。油汗氣微。或經治愈重中。多見不治。

偏枯之症。即半身不遂。由氣血偏虛。邪氣留着於所虛之半邊。阻隔脉道。故手足枯瘦。骨間疼痛。經言虛邪客于身半。其入深。内居榮衛。榮衛稍衰。則真氣去。邪氣獨留。發為偏枯是也。而仲景又言言不變。智不亂。病在分腠之間。則知經之榮衛。乃病所發之由。仲景云。分腠乃病所寄之處也。

風痱之症。身無痛。緩者四肢不舉。或一臂不遂。或左右癱瘓。急則一身皆仰。大約言變智亂者居多。若言變甚。智亂甚者。難治。而東垣却以痱病為即邪入於裡而中藏者。偏枯為即邪在分腠之間而中腑者。然、則痱與偏枯雖是兩疾。其實痱即偏枯之邪氣深者也。偏枯之邪尚淺矣。

風懿亦名風癔。其病亦在藏府間。由痰水制火閉塞心竅。故卒然昏倒。舌強不言。喉中窒塞。噫噫有聲。是也。但此證有汗身軟者可治。無汗身直者不易治。前人斷為七日死。風懿之症。有由熱者。則以痰火鬱積而然。有由於虛者。則以元弱痰橫之故。治當分別。

風痹之症。經曰邪之所湊。其氣必虛。留而不去。則為痹。衛氣不行則為不仁。又曰風之為病。當半身不遂。或且臂不遂者。此為痹是也。大約皆由汗出風吹血凝於皮膚而挾痰濕。致血度之循環阻礙。筋脈失調。舉動弗能自如。

診斷

素問云。風中五藏六府經俞。亦為藏府之風。各入其門戶。所中則為偏枯。故風者百病之長也。至其變化乃為他病也。

靈樞曰。身半以上者。邪中之也。身半以下者。濕中之也。邪之中於人也。無有常。中於陰則溜於府。中於陽則溜於經。

金匱云。夫風之為病。當半身不遂。或但臂不遂者。此為痺。脈微而數。中風使然。風之所客。凝濇營衛。經脉不行。分肉筋骨俱不利。故為痺。

寸口脈浮而緊。緊則為寒。浮則為虛。寒虛相搏。邪在皮膚。浮者血虛。絡脈空虛。賊邪不瀉。或左或右。邪氣反緩。正氣即急。正氣引邪。喎僻不遂。邪在於絡。肌膚不仁。邪在於經。即重不勝。邪入於府。即不識人。邪入於藏。舌即難言。口吐涎沫。

寸口脈遲而緩。遲則為寒。緩則為虛。營緩則為亡血。衛緩則為中風。邪氣中經。則身癢而癮疹。心氣不足。邪氣入中。則胸滿而短氣。

石頑曰。中風之脈。皆真氣內虧。風邪得以斬關直入。即南方卒倒。雖當分屬虛屬火屬痰。總由腎氣衰微。

不能主持。是以脈不能沉隨虛風鼓激而見浮緩之象。昔人有云。中風之脈。每見沉伏。亦有脈隨氣奔。指下洪盛者。當知中風之人。皆體肥痰盛。外似有餘。中寔不足。加以房室內賊。遂致卒倒昏迷。其初中之時。周身之氣閉滯不行。故多沉伏。少頃氣還微省。則脈隨氣奔而見洪盛。皆風火痰濕用事也。大都中風之脈浮小緩弱者生。堅大急疾者危。蓋浮緩為中風之本脈。兼緊則多表邪。兼大則多氣虛。兼遲則多虛寒。兼數則多虛熱。兼滑則多痰濕。皆為可治之脈。惟兼澀者為脈不應病。多為危兆。以痰證脈澀為正氣虛衰。經絡閉滯。難於搜滌也。所以中風之脈。最忌伏濇不調。尤忌堅大急疾。素問云。胃脈沈鼓濇。胃外鼓大。心脈小堅急。皆鬲偏枯。男子發左。女子發右。不瘖舌轉可治。則知堅急濇伏皆難治之脈。況見聲瘖。舌機不轉。腎氣內衰之證乎。

李士材於真中風。又有分表裡分陰陽之說。於中府又有多兼中藏之說。曰陰中者。或青或白或黑。痰喘昏亂。眩冒多汗。甚者手足厥冷。陽中者。面赤唇焦。牙關緊閉。上視強直。掉眩煩渴。又曰中府者。多兼中藏。如左關脈浮弦。面目青。左脇痛。筋脈拘急。肉瞤。頭目眩。手足不收。坐踞不得。此中胆兼中肝也。左寸脈浮洪。面赤汗多惡風。心神顛倒。語言蹇澀。舌強口乾。忡悸恍惚。此中包絡兼中心也。右關脈浮緩。或浮大。面黃汗多惡風。口喎語澀。身重怠惰嗜臥。肌膚不仁。皮肉瞤動。腹脹不食。此中胃兼中脾也。右寸脈浮澀而短。鼻流清涕。面白多喘。胸中冒悶。短氣自汗。聲嘶。四肢痿弱。此中大腸兼中肺也。左尺脈浮滑。面目黧黑。腰脊痛引小腹。不能俛仰。兩耳虛鳴。骨節疼痛。足痿善恐。此中膀胱兼中腎也。

易老曰。中府者。面顯五色。有表證而脈浮。惡風寒拘急不仁。或中身之前。或中身之後。或中身之側。皆曰中府。其病多易治。中藏者。唇吻不收。舌不轉而失音。鼻不聞香臭。耳聾而眼瞀。二便秘結。皆曰中藏。其病多難治。大抵中府多著四肢。中藏多滯九竅。東垣曰。中血脈則口眼喎斜。中府則肢節廢。中藏則性命危。三者治各不同。

證治彙補辨真中風云。凡中暑中寒中濕。痰厥氣厥食厥熱厥虛暈。皆卒倒不語。但風必有歪斜搐搦。或偏枯之症為異。就諸類症之中。惟中氣與中風尤相似。但中氣身冷。脈沈無痰涎。中風身溫。脈浮有痰涎。

又辨閉脫。準繩云。凡卒仆暴厥。須分閉脫。牙關緊閉。兩手握固。即是閉症。其病易治。如口開鼾睡。小便自遺。即是脫症。其病難治。彙補云。閉者邪氣閉塞於外。元氣猶然在內。但與開關利氣。則邪自散。故治易。脫者元氣淺滲外。邪氣瀰於內。雖與峻補。而臟已傷殘。故難治。諸症皆然。不獨中風也。

死候

心絕口開。肺絕鼾睡。脾絕手撒。肝絕眼閉。腎絕遺尿。肉脫筋痛。髮直頭搖。吐沫直視。面赤如粧。汗出如珠。吐血下血。皆為不治。若見一二症。尚可治療。如口開者。不過一時死。

療法

丹溪云。風症皆痰為患。宜化痰為先。初得之。即當順氣。日久即當活血。蓋風本乎熱。熱勝則風動。以靜勝其燥。養血是也。故治風先治血。血行風自滅。其虛者。又當培脾滋腎。脾土旺。而血自生。脾氣運。而痰自化。腎水足。而熱自除。腎氣固。而痰歸經也。

沈氏尊生云。唇緩二便閉屬於脾。不能言屬於心。耳聾屬於腎。鼻塞屬於肺。目瞀屬於肝。邪之中較深。治宜下之。然亦不可過下。以損榮血。中腑者。病在表。多着四肢。其證半身不遂。手足不隨。痰涎壅盛。氣喘如雷。然目猶能視。口猶能言。二便不秘。邪之中猶淺。且有六經形證。如頭疼身熱。項脊強。屬於太陽。目痛鼻乾不得臥。屬於陽明。口苦脇痛耳聾。寒熱嘔吐。屬於少陽。腹滿自利咽乾。屬於太陰。舌乾口燥。屬於少陰。煩滿囊縮。屬於厥陰。而又有太陽經證。無汗惡寒者。須解表。或有汗惡風者。解表和裡。有陽明經證。無汗身熱不惡寒者。當疏風清火。或有汗身熱不惡風者。宜升解退熱。有太陰經證。無汗見涼者。宜溫表散寒。有少陰經證。有汗不熱者。當溫衛和營。若無此四經

之證在少陽厥陰二經則從二經治之或因痰或因火或因暑或因濕或因寒或因虛或因氣或因惡隨其所中而分治之

古法中血脈用大秦艽湯中腑用小續命湯中臟用三化湯又閉症用三生飲脫症用參附湯如有六經形證大抵用化痰順氣中加羌獨活防風白芍桂枝柴胡黃芩川芎蔓荊全蝎天麻甘菊細茶南星川貝菖蒲遠志茯神棗仁殭蠶木瓜鉤籐牛膝或合二陳或合四物或合四君或加秦艽續斷竹瀝姜汁視其虛實而加減之審其病情何經挾虛如地黃飲子還少丹

六味七味八味丸虎潛丸及千金大補湯加減治之。繆仲淳曰。或問有似中風、眠不竟夕。易醒。心脈弦而不洪。多怒。肝脈弦而不長。語蹇澁。多痰身重。溲速不能忍。有餘瀝。大便結、左尺浮洪。食少難化。此何故。答曰、眠不竟夕。易醒、心血不足。故脈弦不洪。東垣云。胃虛者多怒。多怒肝氣必不和。故脈弦不長。肝為血少。必自養。筋未易瘳。腎脈本沉。浮者腎水不足。腎有火則真陰虧。津液耗。不能養舌絡。舌絡勁急。故言不、利。火性急。故小便大便皆見前証。脈亦反浮洪也。肺喜清肅。惡煩熱。熱則液枯。無以下滴而通水道。或煎熬成痰。故聾重多痰。氣道塞也。不可用人參。脾胃後天元氣之本。脾陰虧。則不能消。胃氣弱則不能納。飲食少則後天元氣無自生。精血愈不足。經曰脾損。調飲食。節起居。適寒溫。此至論也。否則脾陰難復。然其要又在戒暴怒。使肝無不平之氣。肝和則不賊土矣。命門乃先天真陽所寄。其壯也。一由稟氣厚。二由精不妄泄。三由志無所鬱。則年雖老而猶壯。否則子後一陽不升。不能薰精粕。化精微。是火不生土。脾胃益弱。法當降氣和肝滋腎。降氣則陽交於陰。和肝則不賊土。後天元氣日長。腎足則真陰生。津液足。舌絡榮養則語言自利矣。且世無不陰虛而中風者。第須撥去一切。使心火不炎。則腎亦不燥。此又治之本也。直指曰。治風良劑小。續命湯為上。排風湯次之。然二藥主風不主氣。須以人參順氣散。烏藥順氣散佐助。氣一流行。則風疎散矣。據此可知單用風藥者非宜也。然人參順氣散。所以補氣虛。烏藥順氣散所以宜滯氣。臨時調劑。又不可混用。中風之人。又必能食。而其能食有二因。一由肝木盛。木盛尅土。土受制求助於食。故多食。瀉肝治風則脾安。脾安則食自少。而病可以治。一由脾氣盛。盛則下尅腎水。水虧則不能制火。故食益多。而病益劇。急服安土滋水之藥。不必多食。則食自少。而病可以治。此又治中風者兩大端。不可不知也。若又有小中。小中者。何。其風之中人不至如藏府血脈之甚。止及手足者是也。若遇小中證。切不可用正風藥。深切治之。或至病反引而向裏。只須平和之劑調理。雖未必為完人。亦不至有傷性命也。若風病既愈。而根株未能悉拔。陽一二年或數年必再發。發則必加重。或至喪命。故平時宜預防之。第一防房勞。暴怒鬱結。調氣血。養精神。又常服藥以維持之。庶乎可安。若男婦尋常涎潮於心。卒然昏倒。未卽為中風者。當即扶入室中正坐。用醋炭薰之。令氣冲口鼻。其涎自歸經絡。即自能省。惟不可用姜湯及滴水入咽。湯水一入。痰涎永繫於心。必成癎疾。

心法云。其病氣實。而中腑中臟者。不可失其通塞。或一氣之微汗。或一旬之通利。機要云。但須少汗。亦須少下。多汗則虛其衛。多下則損其榮。

又云。痰涎壅盛。不能言者。皆當用吐。一吐不已則再吐。然亦有氣血虛而不可吐者。仲景云。若一旦盡去其痰。則手足骨節皆枯。反成痿廢。慎之。

發明禁服丹劑云。古方有用丹劑者。為風入骨髓。不

内科学　八十八

能遠出。故用龍射牛雄珀珠之類。辛香走竄。為斬關奪門之將。原為中藏之閉症。設若施於氣虛脫絕之人。反掌殺人。如油入麪。莫之能出。

又戒利便云。有陽虛自汗。津液外亡。因而小便短少者。若概用利藥。使榮衛枯竭。無以制火。煩熱愈甚。當俟熱退汗止。小便自行。

彙補云。通導宜慎。中藏之症。因氣風痰閉塞藏府。每多隘道不通。誠宜開導。然有氣衰血弱。不能潤澤。致燥者又當養血。

救急中法

千金云。偏枯者。半身不遂。肌肉偏枯。不用而痛。言不變。智不亂。病在分腠之間。温卧取汗。益其不足。損其有餘。乃可復也。

風痱者。身無痛。四肢不收。智亂。不甚能言。微知。則可治。甚則不能言。不可治。

風懿者。奄忽不知人。咽中塞。窒窒然。舌不能言。病在藏府。先入陰。後入陽。治之先補於陰。後瀉於陽。發其汗。身轉軟者生。汗不出。身直者。七日死。

風痺濕痺周痺筋痺脈痺肌痺皮痺骨痺胞痺。各有證候。形如風狀。得脈別也。脈微濇。其身體不仁。法當壯。其炷如蒼耳子大。必須大實作之。其艾又須大熟。從此以後日別灸之。至隨年壯止。凡人稍覺心神不快。即須灸此諸穴。各三壯。不得輕之。苟度朝夕。以致殞斃。誡之誡之。

又論曰。凡將欲療病。先須灸前諸穴。莫問風與不風。皆可先灸之。此之一法。醫之大術。宜深體之。要中之要。無過此術。是以常預收三月三日艾。擬救急危。其五月五日亦好。仍不及三月三日者。又有卒死之及中風不語者。皆急灸之。

熏法

黄芪防風湯。濃煎數斛。置于床下。令氣如烟霧。熏之口噤自能漸開。此方許允宗治王太后中風法也。丹溪曰。中風脈沉口噤。非大補不可。若用有形湯藥緩不及事。熏以黄芪防風湯。使口鼻俱受之。此非智者通神之法不能也。蓋人之口通乎地。鼻通乎天。口以養陰。鼻以養陽。天主清。故鼻不受有形而受無形。地主濁。故口受有形而兼受無形也。

處方

小續命湯　治卒中風。不省人事。口眼喎斜。癱瘓瘖瘂。麻木眩暈。初中無汗。表實攣症。及一切諸風。

[illegible]

麻黃莖（去節）一錢 軟防風一錢 川芎藭一錢五分

真人參一錢 淡附子一錢 漢防己一錢五分

上肉桂（去皮）三分（另） 苦杏仁（去皮尖）一錢五分 枯黃芩一錢五分

杭白芍一錢五分 粉甘草（炙）一錢

右藥以水三中杯。煮麻黃去沫。入諸藥煎至八分杯。去渣。沖肉桂汁温服。

一方無附子防己。有當歸石羔。

沈氏尊生云。凡中風。六脈浮緊。風氣太盛。心火暴甚。痰涎壅遏于經絡之中。宜小續命湯。用附子以其稟雄壯之資。而有斬關奪將之勢。能引人參輩並行于十二經。以追復其散失之元陽。又引麻黃防風杏仁輩散表開腠理。以驅其在表之風寒。又引當歸川芎輩入血分行血養血。以滋養其虧損之真陰。或加石羔知母以降胃火。用黃芩以清肺金。若病勢稍退。精神稍復。輒當改用丹溪之法。以補氣血消痰之劑。以調養其本氣。此急則治其標。與夫標而本之之治也。

有汗頭暈。去麻黃。加明天麻一錢半至三錢。

筋急語遲。脉弦者。倍人參。加薏米仁三錢。當歸中一錢至一錢半。去竹瀝以避中寒。

煩躁不大便，去桂附，倍芍藥。加竹瀝汁一湯匙。

日久不大便，胸中不快。加大黃一錢至二錢，枳殼一錢。

微寒下利。去防己黃芩，倍附子。加白术錢半。

嘔逆加煮半夏二錢半至錢。

語言蹇澁，手足戰掉。加川石蒲五分至七八分，竹瀝汁一湯匙。

身痛發搐。加川羌活一錢至錢半。

口渴加大麥冬三錢半至二錢。天花粉二錢至四錢。煩渴多飲。

加犀角旁一錢至二錢，剉末。或加羚羊尖一錢至錢半。

汗多去麻黃杏仁。加漂白术一錢至二錢。

口燥去桂附。加生石膏三錢至五錢。

本方無汗用桂枝。有汗用附桂。
易老六經加減法。本方倍麻黄杏仁防風，名麻黄續命湯。治太陽中風無汗惡寒。本方倍桂枝芍药杏仁，名桂枝續命湯。治太陽中風有汗惡風。本方去附子，加石膏知母，名白虎續命湯。治陽明中風無汗身熱不惡寒。本方加葛根，倍桂枝黄芩，名葛根續命湯。治陽明中風，身熱有汗不惡風。本方倍附子，加乾姜甘草，名附子續命湯。治太陰中風無汗身凉。本方倍桂附甘草，名桂附續命湯。治太陰中風，有汗無熱。本方加羌活連翘，名羌活連翘續

命湯治中風六經混淆及少陽厥陰。或肢節攣急

或麻木不仁。

本方去防風防己附子白芍。加當歸石膏。即古今錄驗續命湯。治中風痱。音肥 身不自收。口不能言。冒昧不知痛處。或拘急不能轉側。錄驗方。去人參加乾姜荊瀝。即千金大續命湯。通治五藏偏枯賊風。

侯氏黑散。治大風。四肢煩重。心中惡寒不足者。

外台用治風癲。

甘菊花一錢至一錢半　軟防風一錢　漂白术一錢至二錢

直人參一錢　苦桔梗一錢至一錢半　結茯苓二錢至三

當歸中一錢至錢半 川芎藭一錢至錢半 炒乾姜七分至一錢

小桂枝七分至一錢 北細辛三分至七分 左牡蠣錢半至三錢

明礬石三分至七分 枯条芩一錢至錢半

右十四味。杵為散。酒服方七匕半鹹湯日一服。初服

二十日。溫酒調服。禁一切魚肉大蒜。常宜冷食。六

十日止。即葯積在腹中不下也。熱食即下矣。冷食

自能助葯力。

天麻丸　治腎藏虛熱。生風。痰痙頭暈。四肢不舉。

明天麻三錢 淮牛膝三錢二味同酒浸同焙 川萆薢三錢

大元参三錢 川羌活三錢 川杜仲五錢酒炒黑

炮附子三錢　當歸身三錢　生地一兩酒浸焙

右葯水四杯。煎一杯零五分。相隔二時。分兩次服。如為丸。分量可加一倍。或照所定分量共研細末。以淨冬蜜煉為小丸。若小桐子大。侵晨沸湯。臨卧温酒。送下各七十丸。

痰多加竹瀝汁一湯瓢。生姜汁二茶匙。

心悸睡不安眠加酸棗仁三錢　川芎藭錢半。

手足麻木加巴戟天二錢。大有芪三錢。防風水製。

身痛加川續斷二錢。酒炒。

足攣而痺加兔絲子二錢。軟者加扶筋二錢。

大便燥結不通。加肉蓯蓉二錢。甘枸杞二錢。

資壽解語湯　治風中心脾。舌強不語。半身不遂。

軟防風一錢　明天麻二錢　熟附子錢半

酸棗仁二錢五分炒　羚羊角一錢五分剉末先煎或用一錢不宜再炒

上玉桂三分至五六分另燉沖　川羌活一錢至錢半

炙甘草五分至七分

水三杯。煎杯半。入竹瀝汁半盞。再煎至一杯。入生姜汁三四滴。煎一二沸。服無時。

體虛加真人參七八分至錢半。或用西洋參錢半。

有汗去羌活。加生白芍錢半。血痺用酒炒。

小便不利。加結茯苓四錢。便秘加淮牛膝二錢。
口乾痰粘。加川貝母（去心）二錢。肌熱加大秦艽錢半。
肢痺或麻木不仁。加炙黃芪二錢至四錢。痛加明乳香一錢。製沒藥一錢。
腰腳瘦疼。加兔絲子一錢五分。
痰多欲嘔。加煮半夏二錢。

滌痰湯　治中風痰迷心竅。舌强不能言。
西洋參錢半　結茯苓三錢　鹽陳皮八分至一錢
煮半夏錢半至二錢　製南星八分至一錢　川石蒲五分至七分
鮮竹茹三錢　綠枳殼一錢　粉甘草五分至七分

溫膽加南星川蒲
人參

右藥以水三杯。煎八分杯。溫服。日可再服。手足痿痺。肢有微冷。加淡附子錢半。腎虛亦加之。肌溫唇赤眼紅。肝熱內熾。加羚羊角一錢至錢半。氣虛不能言。加炙黃芪三錢。血虛不能言。加熟地黃三錢。川芎藭一錢至錢半。心虛不言。加酸棗仁三錢。製遠志七分。腎虛加巴戟天二錢。

順風勻氣散　治氣虛中風。半身不遂。口眼喎斜。

漂白朮二錢　台烏藥錢半　真人參七分至一錢

明天麻一錢　香白芷一錢　紫蘇葉七分至一錢

醋青皮五分　炙甘草五分　黑沈香五分

右藥加生姜一錢。水三杯煎八分杯服。為散共研細末。每服三錢。開水冲。燒少頃服。日作三服。

有汗去蘇葉。加炙黄芪二錢至四五錢。

胸滿食少。加盐枳殼一錢。

小便不利。去蘇葉。加結茯苓三錢。

地黄飲子　治中風舌瘖不能言。足癈不能行。此少陰氣厥不至。名曰風痱。急當温之。

大熟地四錢　巴戟天錢半二錢至　山茱萸錢半至三錢

淡肉蓯錢半酒浸　炮附子錢半三錢至　上肉桂三分至五分

川石斛二錢四錢至　結茯苓三錢　川石蒲五分至八分

製遠志五分至八分　大麥冬錢半至三錢　五味子五分至七八分
鮮薄荷葉五分
作為散。每服五錢。開水沖服。或加姜棗煎沖。
作湯以水三中杯。煎一杯溫服。

大秦艽湯　治中風手足不能運掉。舌强不能言語。
　風邪散見。不拘一經者。
大秦艽二錢　川芎藭錢半　生石羔八錢
生白芍錢半　生熟地四錢　當歸中錢半酒炒
漂白朮錢半　結茯苓三錢　枯条芩錢半
軟防風八分　川羌活一錢　蜀獨活一錢

香白芷一錢 北細辛五分
右葯以水四杯。煎一杯零六分杯。分兩次相隔三點鐘温服。
痰壅加老生姜一錢。口渴加肥知母錢半。
心下痞滿。加綠枳殼一錢。去熟地。
頭不痛。去白芷。身不痛去獨活。無飲邪去細辛。此方風葯多用。未免太雜。删之亦可。
大便溏滑。去石羔。小便不利。加原滑石三錢。

三生飲 治卒中風。昏憒不省人事。痰涎壅盛。語言蹇澁。脉沉無熱者。

生南星二錢 生川烏去皮一錢 生附子去皮一錢

煨木香五分 真人參二錢

右藥水二中杯，煎八分杯，溫服。

導痰湯 治中風痰盛，語言謇澀，眩暈。

煮半夏二錢至三錢 製南星一錢至一錢半 赤茯苓三錢至四錢七分

綠枳實一錢至一錢半 乾橘紅八分至一錢 粉甘草七分

本方加製香附一錢至一錢半，台烏藥一錢至一錢半。

黑沉香五分至八分，白木香四分至七分，煨。名順氣導痰湯。

本方加黃芩錢半，川黃連七分至一錢。名清熱導痰湯。

本方加羌活錢半，漂白朮錢半。名祛風導痰湯。

本方加遠志菖蒲硃砂各五分。桔條芩錢半。川雅連七分。名寧神導痰湯。

小活絡丹　治中風手足不仁。日久不愈。經絡中有濕痰死血。腿臂間忽有一二點痛。

川芎藭一錢五分。炮去臍皮。川草烏一錢半。去皮。炮製膽星一錢至一錢半。乾蚯蚓二錢。焙乾。洗淨　明乳香一錢二分。去油。製沒藥一錢。另研。

右藥共研細末。酒泛為丸。每服三錢。溫酒送下。

大活絡丹　治一切中風。癱瘓痿痹。痰厥拘攣疼痛。癰疽流注。跌撲損傷。小兒驚癇。婦人停經。

白花蛇　烏梢蛇　威靈仙　兩頭尖俱酒浸

草烏頭　明天麻　全蝎去毒去足留尾　何首烏黑豆水浸
炙龜板　麻黄莖　貫仲　川羌活以上各二兩
上肉桂　黑沉香以上各一兩　北細辛五錢
藿香梗　台烏藥　川連　錦大黄蒸
大熟地　炙甘草以上各一兩五錢　赤芍藥
製沒藥另研去油　公丁香　乳香去油另研　直殭蚕
天南星　青桔皮　白蘞　骨碎補
安息香酒熬　黑附子製　黄芩蒸　結茯苓
香附子酒浸焙　元參　漂白术以上各一兩
軟防風二兩半　葛根　虎脛骨炙

當歸中以上各一兩半　血竭另研七錢　地龍炙
犀角旁　麝香另研　松香脂以上各五錢
淨牛黃另研　冰腦另研各一錢五分　真人參三兩
白木香爆一兩
右共五十味，依製，研為細末，重篩，以淨冬蜜煉丸，
如桂圓核大，外用金箔為衣，服時陳酒沖送均可。

至寶丹　治中惡氣絕，中風不語，中諸物毒，熱疫氣
，喘煩燥吐逆，難產悶亂，死胎不下。以上諸病，並
用童便一盞，生姜汁三五滴，和服。又治溫病神
昏，及肝肺鬱熱，嘔吐邪氣攻心，大腸風秘，精神

恍惚。頭暈目眩。口乾舌燥。夜不安寢。傷寒狂言等症。

生烏犀屑　生玳瑁屑　真琥珀研　飛硃砂

明雄黃一兩研細　以上龍腦　真麝香各一分　淨牛黃五錢

安息香一兩五錢為末酒研飛淨一兩熬膏用水安息炒　銀箔　金箔各五十片研細為衣

右將生烏犀屑玳瑁為細末。入餘藥研勻。將安息香膏重湯煮。凝成後入諸藥中。和搜成劑。丸如桐子大。用人參湯化下三丸。至五丸。

此丸又治小兒急驚諸癇。卒中客忤。風涎搐搦。每二歲小兒服二丸。人參湯下。

本事方中多人參南星天竺黃。

此方為安神定魂。驅邪僻惡。必需之葯。

牽正散　治中風口眼喎斜。無他證者。

白附子 製 二錢　直殭蚕 錢半　全蝎 一個去足

右葯共研細末。每服二錢。酒調服。日服兩次。

附改容膏

萞麻子 一兩　正冰片 三分　共搗為膏。寒月加附子乾姜各一錢。右喎貼左。右喎貼右。即正。或用鱔魚血。或用蜒蚰搗敷亦良。蓋三物皆追風拔毒之品也。

轉舌膏　治中風，火大熾動，舌强不語，大便不通。

淡竹葉三錢　連翹殼二錢　生梔子二錢半至

枯黃芩錢半　酒大黃一錢　風化硝一錢

薄荷葉七分　粉甘草一錢　川石蒲一錢

炙遠志一錢

右藥共研細末，蜜煉為丸，如彈子大。每服一丸，用

薄荷一錢煎湯化下。此方即涼膈散加石蒲遠志。

六味丸　治中風癱後，腎水不足，手足瘈瘲，語言蹇

癱偏枯等症。

大熟地蛤粉拌三錢至四錢　石棗肉錢半至二錢　正淮山二錢
結茯苓二錢至三錢　粉丹皮錢半　泡澤瀉錢半
此乃作湯。用水煎服。名米湯。
作丸分量倍加。用蜜煉丸。每服三錢。早晚空心用
淡鹽湯化下兩次。
若脉細軟尺短者。命門大衰。加肉桂心三分。名七
味丸。又方加五味子於六味丸中。名都氣丸。治溲
多遺溺。及夢遺諸症。
若舌苔白滑。大衰手足不遂。及麻木不仁。加上肉
桂二分至四五分　熟附子錢半至四五錢。名八味丸。作湯服亦可。

若手足瘦麻無力。即於六味作湯。加宣木瓜錢半。
川續斷二錢半至錢半全煎。牛膝亦可加之。
若兩足覺熱。加大秦艽錢半。海桐皮二錢。
若兩足覺冷。加巴戟天二錢。關東茸七五八分至錢。至五無力
者加金毛狗脊二錢半至錢半麻木加炙有蒺三錢。

歸芍六君子湯、治中風醒後。氣血虛。脚弱。痰多。飲
食少進。遍身瘦楚。

潞党參三錢 漂白术錢半 結茯苓三錢人乳拌蒸
鹽陳皮一錢 煮半夏錢半 當歸中錢半
杭白芍錢半 炙甘草七分半 身不遂加竹瀝姜汁

内科學

腰脚痠疼。加黑杜仲二錢至四錢。淮牛膝錢半至二錢。至脚痿不痛。加鹿茸頂五分至七八分。炙黃芪三錢至五錢。至淡附子亦可加之。胡盧巴、巴戟天、菟絲子均可加入。以治脾腎兩虛。精髓不足。致血不養筋。骨空無力。

四物湯　治中風醒後。血虛無力。手足不仁。

大熟地三錢至五錢。當歸中錢半　杭白芍生錢半

川芎藭錢半

右藥水二杯。煎八分杯。温服。

氣不足者。合四君子湯。即加參朮苓草四味。名八珍湯。虛感挾寒。即真陽不足。當加肉桂炙黃芪二

味。以助陽補氣。名千金大補湯。朮。方加桃仁紅花各一錢。明天麻二錢。羚羊角一錢。竹瀝汁一湯匙。生姜汁一茶匙。治偏風半身不遂。此方補血行血。化痰祛風。

防風通聖散　治諸風抽搐。手足瘈瘲。大便秘結。邪熱甚。及傷四時不正之氣。與小兒驚風。肌肉蠕動諸實症。

風化硝八分　酒大黃一錢　黑荊芥穗錢半

軟防風七分　生石羔八錢　原滑石三錢

川芎藭一錢　當歸中錢半　生巵子錢半

杭白芍錢半　連翹殼二錢　苦桔梗一錢二分
麻黃莖八分　蚕薄荷五分　漂白术一錢五分
右十五味。共研細末。開水冲服。强者八錢。弱者五錢。小兒減半。

五物湯　治偏風血痺。尊榮之人。骨弱肌膚盛。疲勞汗出而卧。加被微風得之。形如風狀。但以脈微澁。在寸口關上小緊者。外證身體不仁。
炙有芪四錢　小桂枝一錢半　至杭白芍錢半
老生姜五片　大紅棗四枚
右以水二杯半。煎一杯。溫服一方。有人參。氣虛可加入全煎。

頭目眩暈。去桂枝加明天麻二錢半至二錢。腰脚痿痺。加黑杜仲二錢。宣木瓜錢半。淮牛膝錢半至二錢用酒炒。便

加味四斤丸　治偏風骨痿筋攣。肝腎兩虛。

肉蓯蓉錢半至二錢煮淡　淮牛膝錢半至二錢　明天麻二錢

宣木瓜錢半至二錢酒炒　關鹿茸五分至七八分　大熟地三錢至五錢

五味子五分至七八分　兔絲子錢半

右藥以水三中杯。煎一杯。溫服。並治鶴膝風。及陽事不舉。

三化湯　治中風入臟。大便不通。人壯實者。

内科学

川厚朴一錢至一錢半 綠枳實一錢至一錢半 生大黃一錢至一錢半

川羌活一錢至一錢半

水三杯急火煎至一杯服。

通關散 治卒中風口噤不省氣塞不通。

北細辛 皂角炭 薄荷葉 淨雄黃各一錢

共研細末。重篩去粗。每用少許。吹鼻得嚏可治。

又方生南星生半夏皂角等分為末。用如上法治同。

通頂散 治中風卒倒。人事不省。

生石羔二錢 藜蘆 川芎 細辛 人參

粉甘草各四分 共為末。每少許吹鼻。即提起頂中發。令作嚏。無嚏不治。

防風湯　治偏枯　此方甄權處療安平公方

軟防風　川芎藭　香白芷　淮牛膝

金狗脊　川萆薢　漂白朮各錢半　川羌活

粉葛根　淡附子　苦杏仁各三錢　苡米仁

生石羔各四錢半　肉桂心二錢　麻黃莖三錢　老生姜四錢

右十六味。以水十杯。煮取三杯。分三服。一劑覺。更進一劑。

外臺方無附子有人參。

菊花酒　治男女風虛寒冷。腰背痛。食少羸瘦。無顏

内科學 九十四

色。嘘吸少氣。去風冷。補不足。方。

甘菊花　川杜仲各六錢 兩　軟防風　淡附子

炙黃芪　北乾姜　肉桂心　當歸中

川石斛各四錢　紫石英　肉蓯蓉各五錢 紫淡

川萆薢　蜀獨活　鍾乳石各八錢　結茯苓三錢

右十五味。以酒七碗。漬五日。一服二盞。稍加至五

盞。千金翼不用乾姜。

杜仲酒　治腰脚疼痛。不遂。風虛方。

黑杜仲八錢　石楠藤三錢　川羌活四錢　附子五錢

右四味。切細。以酒十杯。漬三宿。每服一盞。日再。偏

宜冷病婦人服之。

三黃湯 治中風手足拘攣。百節疼痛。煩熱心亂惡寒。經日不欲食。

麻黃蓮錢六 桔條芩 生有芪 北細辛各二分

蜀獨活錢四

右五味。以水四杯。煮一杯。尽半杯。分兩次服。一次小汗。再服當大汗。

心中熱。加太黃七分五厘。脹滿加綠枳殼五分。

氣逆加人參。心悸加牡蠣。渴加括蔞各一錢。

先有寒加淡附子一錢五分。

獨活寄生湯　治腰背痛。由於腎氣虛弱。卧冷濕地上傷風得之。如不速治。喜流入腳膝為偏枯冷痺。脉緩弱　或腰攣腳重。而痺。宜急服之。

蜀獨活五四分錢　桑寄生　川杜仲　淮牛膝
北細辛　大秦艽　結茯苓　肉桂心
歎防風　川芎藭　乾地黃　真人參
當歸中　生切芍　炙甘草各三錢

右十五味。以水十杯。煎三杯。分三服。溫身勿冷。

此方古今錄驗無寄生。用川續斷四錢五分。

附後方有附子。無人參寄生當歸甘草。

風虛下利者。本方除乾地黃服。

竹瀝湯　治四肢不收。心神恍惚。不知人。不能言。

竹瀝汁二盞　生葛汁一盞　生薑汁一湯匙

右三味相和炖溫。分三服。平旦日晡夜各一服。服訖覺四體有異似好，次進後湯方。

竹瀝汁一盞　生葛汁半盞　川芎藭　漢防已

淡附子　真人參　杭白芍　枯黃芩

炙甘草　肉桂心各錢半　老生薑六錢　羚羊角四錢半

生石羔九錢　苦杏仁四十枚　麻黃莖　軟防風二錢二分

右十六味。以水七杯。煮減半。納二瀝。煮取二杯半。

分三服取汗。間五日更服一劑。頻與三劑。漸覺少
減。仍進後方。
竹瀝汁三盞　軟防風　川升麻　羚羊角
漢防已　肉桂心　川芎藭各三錢
麻黄莖四錢半
右八味。以水四杯。合竹瀝煮取二杯半。分三服。兩
日服一劑。常用加獨活四錢五分最佳。此方頻進三劑。
若手足冷者。加生姜三錢。漂白朮三錢。若未除更
進後方。
竹瀝汁一盞　炙甘草　真人參　川芎藭

蜀獨活　川升麻以上各錢半　軟防風　麻黄莖

生白芍各二錢二分半　老生姜　生石羔　羚羊角

漢防巳　肉桂心　枯条芩　淡附子一本作杏仁四十枚

漂白术以上各三錢

右葯十七味。以水八杯。煮减半。納㴪煮取二杯半。

分三服。相去如人行十里久一點鐘麽更服。若有氣者。

加橘皮　牛膝　五加皮各錢半。

煮散　凡風痱服前湯得瘥訖。可常服此除風方。

軟防風　漢防巳　蜀獨活　大秦艽

炙有芪　生白芍　真人参　漂白术

内科学　九十六

抱木神　川芎藭　川升麻　川石斛

淮牛膝　羚羊角　京丹参　粉甘艸

川厚朴　天門冬　五加皮　地骨皮

桔条参　肉桂心　以上各錢半　乾地黄

陳桔皮　老生姜　麻黄茎　花梹榔

香藁本　黑杜仲　烏犀角各壹錢　苡米仁一盞

生石羔九錢

右三十三味。搗篩為粗散。和攪令匀。每服以水三杯。藥四錢半。煮取一杯。綿濾去滓。頓服之。取汗。日一服。若覺心中煩。以竹瀝代水煮之。

獨活湯　治風懿不能言。四肢不收。手足嚲曳方。

蜀獨活六錢　肉桂心　杭白芍　栝樓根

生葛根以上各三錢　老生姜六錢　甘草節四錢五分

右七味。以水五升。煮取三升。分三服。日三。

防已黄芪湯　治風痹挾濕脈浮身重。汗出惡風者。

漢防已六錢　炙有芪七錢五分　漂白术四錢二分

炙甘草三錢　老生姜四錢五分　大紅棗十枚

右六味。以水六杯。煮取三杯。分三服。服了。坐被中。

欲解如蟲行皮中。卧取汗。

至寶丹　治卒中急風不語。不省人事。及中藏精神昏冒者。並治中障氣及產後惡血攻心。

犀角尖　真琥珀　真玳瑁　飛硃砂　明雄黄

各一錢　真牛黄二分五　龍腦香　真麝香各二分半

銀箔五片　金箔五片　安息香以酒濾去砂土淨一錢煎汁

右為細末。以安息香汁為丸。金銀箔為衣。分作三

十丸。人參湯從下一丸。日服二三丸。如無安息香。

用蜜煉丸。亦可。產後加童便姜汁化服。

牛黄清心丸　治卒中風不省人事。痰涎壅塞。精神

昏憒。言語蹇澁。口眼喎斜。手足不遂等證。

白芍藥　麥門冬　枯黄芩　當歸中　歎防風

漂白术 北毛柴 苦桔梗 川芎藭 結茯苓
苦杏仁麩粉炒一兩二錢 蒲黄粉 真人參各二兩半
真麝香 龍腦香 上肉桂 羚羊角各一兩
犀牛角 豆黄卷炒研 正阿膠炒各一兩七錢
白蘞根 炒乾姜各七錢五分 牛黄末 明雄黄
各八錢 淮山藥七兩 粉甘草五兩 大紅棗一百枚蒸搗爛
六神粬二兩五分 金箔一千二百片内四百片為衣
右藥研為細末。煉蜜和棗杵為丸。計重一錢。金箔
為衣。溫水化下。

蘇合香丸 治卒中不省人事。及傳殗骨憒。心腹卒

痛。一切氣閉。屬寒證。

蘇合香另研白色者佳　安息香無灰酒熬去沙土各一兩　薰陸香另研

龍腦香另研　公丁香　真麝香另研勿經火各一兩

青木香　漂白朮　上沉香　炒香附

犀角屑另剉研細各一兩　白檀香　訶黎勒

醋蓽撥去皮粟各八錢

右十四味為末。逐一酌配勻。諒加冬蜜和劑煉丸。每丸一錢。另以硃砂一兩。水飛為衣。蠟護。臨用折開。井花水。生薑湯溫酒化下一丸。

張氏醫通。本方減去檀香蓽撥訶子三味。因太濇燥。故去之。

還少丹　治偏中手足不遂。語言蹇澁。脾腎虛寒。飲食少思。發熱盜汗。或遺精白濁。真氣衰損。肌體瘦弱。

大熟地　甘枸杞各二錢　淡肉蓯蓉酒浸　製遠志

小茴香　巴戟天酒浸去心　淮山藥各一兩　石菖蒲

小茱萸　淮牛膝酒浸　川杜仲薑汁酒製　楮實子

五味子　結茯苓各一兩

右藥共為末。大棗肉和蜜為丸。溫酒或鹽湯。早晚空心送下各三錢。

内科學

瘟疫

原因 附風濕濕温温熱大頭瘟斑疹陰陽毒

内經曰。冬傷於寒。春必病温。又曰。冬不藏精。春必病温。又曰。先夏至日者為病温。後夏至日者為病暑。

三因云。斯疾之召。或溝渠不泄。穢惡不修。薰蒸而成者。或官吏枉抑。怨讟而成之者。世謂獄温。場温。墓温。癘温。社温。山温。海温。家温。竈温。歲温。天温。地温等。不可不究。

正傳云。疫氣之發。大則流行天下。次則一方。次則一鄉。次則偏著一家。悉由氣運鬱發。有勝有復。遷正退位之所致也。

活人云。凡時行病者。春應暖而反寒。夏應熱而反涼。秋應涼而反熱。冬應寒而反溫。非其時而有其氣。是以一歲之中。病無長幼。率多相似。此則時行瘟疫。俗謂之天行是也。入門云。疫疾如有鬼厲相似。故曰疫癘。

沈氏尊生云。瘟疫時行病也。類於傷寒。春夏秋三時俱有。夏秋更甚。皆因天之風雨不時。地之濕熱鬱蒸。胔骼之氣延蔓。人觸之而病。而死。於是更增一種病氣。死氣相漸染。犯之者。從口鼻入。抵藏府。溷三焦。正閉邪盈。因而陽格於內。榮衛運行之機阻於表。始必惡寒。甚而厥逆。迨陽鬱而通。厥回而中外皆熱。昏沉自汗。此時邪伏膜原。雖有汗熱亦不解。必俟伏邪潰。表氣入。內精達表。戰慄大汗。邪氣方出。脈靜身涼。猶或伏邪未盡。亦必先惡寒。再發熱。至於發出。方顯變證。其證或從外解。或從內陷。外解者發煩戰汗自汗。內陷者胸膈痞悶。心下脹滿。腹中痛、燥結便秘。熱結旁流。協熱下利。或嘔吐。惡心譫語舌黃。及胎黑芒刺等證。脈則不沉不浮而數。日夜皆熱。日晡更甚。頭疼身痛。忌汗與下。宜透膜原之邪。若見各經。加引經藥。

感輕者舌胎薄。脈不甚數。此必從汗解。如不得汗。邪結膜原。表裏不通。亦不可外逼强汗。感重者。舌胎如粉漬。葯後反內陷。舌根先黃。漸至中央。邪漸入胃矣。須下之。若脈長洪而數大。此邪適離膜原。欲表未表也。舌黃兼裡證。此邪已入胃也。邪之離膜原。每因元氣厚薄為久暫。厚則邪易傳化。薄則邪難傳化。倘本有病。又感外邪。能感不能化。安望其傳不傳。則邪不得去。日久愈沉。切勿誤進參芪。

外臺秘要云。有冬時傷非節之暖。名為冬溫之毒。與傷寒大異也。有病溫者。乃天行之病耳。其冬月溫暖之時。人感乖候之氣。未遂發病。至春或被積寒所折。毒氣不得泄。至天氣暄熱。温毒始發。則肌肉斑爛也。經曰、虛邪賊風。避之有時。恬淡虛無。真氣從之。精神內守。病安從來。故曰、人清淨則肉腠閉拒。雖有大風苛毒。弗之能害。

張石頑嶺南瘴毒篇云。嶺南炎方。瀕海地卑土薄。故陽氣常泄。陰氣常盛。四時放花。冬無霜雪。一歲之間。暑熱過半。窮臘久晴。或至搖扇。人居其間。氣多上壅。膚多汗出。腠理不密。蓋陽不反本。而然也。陽燠既泄。則使人本氣不堅。陽不下降。常浮而上。氣浮而不堅。

則汗府開疎。津液易泄。故內寒外熱。上熱下寒之證所由生也。

葉天士溫熱論云。溫邪上受。首先犯肺。逆傳心包。肺主氣屬衛。心主血屬營。辨營衛氣血。雖與傷寒同。若論治法。則與傷寒大異。蓋傷寒之邪。留戀在表。然後化熱入裡。溫邪則熱變最速。未傳心包。邪尚在肺。肺主氣。其合皮毛。故云在表。

症狀

三因云。冬令寒反暖。春發溫疫。其症發熱。腰痛強急脚縮不伸。胻中欲折。目中生花。或濇濇增寒復熱。春令暖反涼。夏發燥疫。其症身體戰掉。不能自禁。或內熱口乾。舌破咽塞聲嘶。夏令熱反寒。秋發寒疫。其證頭重頸直。皮肉强痺。或蘊而結核。起於咽喉頸項之側。布熱毒於皮膚分肉之中。秋令涼反陰雨。冬發濕疫。其證乍寒乍熱。損傷肺氣。暴嗽嘔逆。或體熱發斑。喘咳引氣。

醫鑑云。感四時不正之氣。使人痰涎壅盛。煩熱頭疼身痛。憎寒壯熱。項强睛疼。或飲食如常。起居依舊。甚至聲啞。或赤眼口瘡。大小腮腫。喉痺咳嗽稠粘。噴嚏。

仲景云。若發汗已。身灼熱者。名曰風溫。風溫為病。脈陰陽俱浮。自汗出。身重。多眠睡。息必鼾。語言難出。若被下者。小便不利。直視失溲。若被火者。微發黃色。劇則如驚癇。時瘈瘲。若火熏之。一逆尚引日。再逆促命期。

傷寒論師曰。伏氣之病。以意候之。今月之內。欲有伏氣。假令舊有伏氣。當須脉之。若脉微弱者。當喉中痛似傷。非喉痺也。病人云。實咽中痛。雖爾今復欲下利。

章虛谷曰。此條仲景教人辨冬伏寒邪。春發之溫病。當以心意測候之也。如今月之內。欲有發伏氣之病者。必無其氣。而有其病。病與時氣不合。即知其病因舊有伏氣而發。假令舊有伏氣者。須審其脉。知其邪從何處而出也。若脉微弱。知其邪雖伏熱。未離少陰。循經脉而上灼。當喉中痛似傷者。卻非外邪入內之喉痹。是內熱欲出之喉痛也。若春時外感風邪。脉浮而弦數。先見發熱惡寒之外症。今脉微弱。則非外感。而反喉痛。則難知內發之伏熱。是無其氣而有其病也。伏熱上行。不得外散。勢必又從下走。故曰實因中痛。雖尔今復欲下利也。然亦有兼外感者。即審其脉証。皆可照此辨之也。

又有中惡。千金云。中惡精神衰弱。為鬼神之氣。卒中之。卒然心腹刺痛。悶亂欲死。凡卒中惡。腹大而滿者。診其脉緊大而浮者死。緊細而浮者生。又中惡吐血數升。脉沉數細者死。浮焱如疾者生。（脉大段如此亦不可泥）

夫瘟疫乃時行之總名。皆天地不正之氣。人身感之。有即發有不即發者。其症狀四時不同。有頭痛有頭不痛者。有口渴有口不渴。或渴欲引飲。或渴欲熱飲。或自汗。或無汗。或舌絳。或苔黃苔灰苔黑苔白苔滑苔燥不一。甚則神昏譫語。筋惕耳聾。抑或見血不語。關閉諸危象。有中時毒。數時不語而亡。或逾日而逝。

種種溫疫。傳染甚易。於居處旅行飲食動作間。不可不慎。

沈氏尊生云。如嶺南春秋時日。山嵐瘴氣之毒。中於人。發為寒熱溫瘧。此其瘴毒亦從口鼻入也。即如南方疫癘。亦有挾嵐障海源蒸毒之氣者。其狀熱乘上焦。病欲來時。令人迷困。甚則發躁狂妄。或啞而不能言語。皆由敗血瘀於心。毒涎聚於脾故也。

喻嘉言曰。人之鼻氣通於天。故陽中霧露之邪者。為清邪。從鼻而上入於陽。入則發熱頭痛項強筋攣。正與俗稱大頭瘟蝦蟆瘟符也。人之口氣通於地。故陰中水土之邪者。從飲食濁味自口舌而下入於陰。入則其人必先內慄。足膝逆冷。便溺妄出。清便下重。臍築湫痛。正與俗稱絞腸瘟。軟脚瘟符也。然從鼻從口所入之邪。必先注中焦。以次分布上下。故中焦受邪。因而不治。中焦不治。則胃中為濁。營衛不通。血凝不流。其釀變即現中焦。俗稱瓜瓤瘟。疙瘩瘟等。則又陽毒癰膿。陰毒遍身青紫之類是也。此三焦定位之邪也。若三焦邪混一。內外不通。臟氣薰蒸。上焦怫鬱。則口爛齦腫。衛氣前通者。因熱作使。遊行經絡臟府。則為癰膿。營氣前通者。因名客邪。嚏出聲啞咽塞。熱壅不行則下血如豚肝。然以營衛漸通故非危候。若上焦之陽。下焦之陰。兩不相接。則脾氣於中難以獨運。斯五液注下。下焦不合。病難全矣。

石頑云。中霧氣者。心内煩悶。少氣頭痛項急。起則頭眩。或身微寒。戰掉不安。時復憎寒。心中欲吐。乾嘔無物。此清陽之位。受濁陰之邪氣也。不可耗氣傷津。

診斷

靈樞曰。尺膚熱盛脈盛躁者。病温也。又曰。熱病脈静。汗已出。脈盛一逆也。死不治。

脈經曰。陽脈濡弱。陰脈弦緊。更遇温氣。變為瘟疫。

脈訣曰。陰陽俱盛。病熱之極。浮之而滑。沉之散澁。惟有温病。脈散諸經。各隨所在。不可指名。

脈法曰。温病二三日。體熱腹滿。頭疼。食飲如故。脈直而疾。八日死。温病四五日。頭痛腹滿而吐。脈來細而强。十二日死。温病八九日。頭身不痛。目不赤。色不變。而反利。脈來澁。按之不足。舉之却大。心下堅。十七日死。温病汗不出。出不至足者死。温病厥逆。汗自出。脈堅强急者死。虚軟者死。

得效曰。時疫之脈。無定據。隨時審思。纔得。未可輕議。

醫鑑曰。温病穰穰大熱。脈細小者死。温病下利。腹中痛甚者死。又曰熱病得汗。脈安靜者生。躁急者死。及大熱不去者亦死。熱病八九日。當汗反不得汗。脈絕者死。

經云。有病溫汗出輒復熱。而脈燥疾。不為汗衰。狂言不能食。病名為何。曰病名陰陽交。交者死。人所以汗出者。皆生於穀。穀生於精。今邪氣交爭於骨肉之間而得汗者。是邪却而精勝也。精勝則當食而不復熱。熱者邪氣也。汗出精氣也。今汗出而輒復熱者。是邪勝也。不能食者。精無裨也。病而留者。其壽可立而傾也。若汗出而脈尚躁盛者死。今脈不與汗相應。此不勝其病也。其死明矣。狂言者。是失志。失志者死。今見三死不見一生。雖愈而死。

沈金鰲云。蓋疫邪為病。有從戰汗解者。有從盜汗自汗解者。有無汗而全歸胃者。有大汗熱渴終得戰汗解者。有胃氣壅鬱。必從下而得戰汗解者。有汗解未盡。三四日復發熱者。有發黃因下而復熱發斑者。有發斑即愈者。有裏證急。雖斑不愈者。凡此皆尋常之變。又有局外之變。男子犯房事。熱邪乘虛陷下焦。以致夜熱。便淋澁。小腹脹。用導赤五苓不效者。女子經適來適止。失血崩帶。及心痛疝氣。痰火哮喘。凡此皆非常之變。要之因疫而來他病。但治疫為要。有一二日舌胎白。早服達原飲。舌色變黃。並胸腸滿痛大渴煩燥。此伏邪傳裏也。下之煩熱稍減。晚又熱躁。舌全黑刺。鼻黑煤。此邪毒瘀胃也。抵暮大下。夜半當熱退。次早舌刺如失。一日三變。因其毒甚。故傳變亦速。用藥亦必緊。緩劑則無救矣。

初起脈數。未至洪大。邪尚在膜原。誤用白虎湯。必不能破結使愈。或邪入胃。誤用白虎湯。徒伐胃氣。反抑邪毒。致脈不行。反變細小。勿再誤認陽症陰脈。妄言不治。因不敢下。有表裏傳變無定者。不得拘先解表後攻裏說之。蓋邪在裏。裏氣結滯。不得外達。即四肢未免微厥。雖發汗不得愈。必解裏。裏氣一通。多有自汗解者。設下後脈浮而微數。身微熱。神思不爽。此邪止浮於肌表者也。便色清。便蒸蒸汗解。若下後脈數而空。此則濕也。補之助汗解。下後脈數而浮。原當解。至五六日無汗。脈證不改。此因數下血液枯正氣微也。以凉解即得汗。裏證脈沉。下之改浮。今不得汗。二三日脈更沉者。此膜原之邪仍瘀到胃也。更宜下之。或又脈浮自愈。或裏證下之愈。幾日復熱。非關飲食勞役。乃膜原之邪復聚。仍當下之。但制輕劑耳。有應下

内科学　十四

失下。口燥舌乾而渴。反熱減四肢時厥。欲就暖。此陽氣伏藏也。既下厥回。脉大而數。舌上生津。不思水飲。此裏邪去。而鬱陽暴伸也。有下後二三日舌又生胎。邪未盡也。再下之。胎刺去煩熱緩。更下之。已愈數日。復熱復胎。更下之。勿忌生疑失治。但其間。或間日一下。或三四日一下。或下二日。間一日。其後輕重緩急。或用柴胡清燥湯。或犀角地黃湯。或承氣湯。與多與少。亦皆治法。若不明必誤事。有下後已愈。腹中有塊。按之痛。常作蛙聲。氣之升降不利。此邪雖除。宿結未清也。不可攻。須善調養。常食物粥結塊方下。或堅黑如石。又有病氣促。月餘塊方消者。此無形之結也。有下後已愈。大便十數日不行。時嘔。此名下膈。蓋下不能通必及於上也。必使宿垢盡下。嘔自止。切不可補。總之疫邪貴早下。但見舌黃心腹脹滿。乘氣血未亂。津液未枯。即當下之。不得拘下不嫌遲之說。蓋疫氣多濕。未便即結。非如傷寒必俟結定而後攻也。凡疫邪傳裏。遺熱下焦。小便不利。邪無輸泄。經氣鬱滯。其傳為癉。身目如金。或用茵陳五苓散不效。乃胃家移熱。必以大黃奏功。凡疫邪胸滿喜嘔。腹不滿。欲吐不吐。欲飲不飲。此邪與痰飲結滯也。必吐之。凡疫日久失下。自利純黑水。晝夜十數行。口燥唇乾舌裂。此熱極旁流也。去其宿垢頓止。凡胃熱失下。經氣為熱所鬱而為黃。熱更不減。搏血為瘀。是因發黃而為畜血。非因畜血而至發黃也。但畜血一行。熱隨血泄。黃隨泄減矣。凡疫邪留血分。裏氣壅閉。不下則斑不出。出則邪解矣。如下後斑出。更不可下。設猶有下證。宜少與承氣緩服。若大下則元氣損。斑陷則危矣。必當托裏。如下後斑隱。反見循衣撮空。脈微。或得補復發出。可不死。凡胃移下焦氣分。小便不利。熱結膀胱也。若移熱於下焦血分。膀胱畜血也。夫畜血證在小便利不剝也。故盡精滅，夜熱譫語者。瘀血也。凡吳下循衣摸床撮空。肉惕目不了了。邪熱愈甚。元氣將脫者。不可竟下。又不可不下。皆死中求生法也。

且夫瘟疫有發於內蘊，亦有見於外者。茲更舉其證條列於左。

一曰大頭瘟。俗呼為狸頭瘟。又雷頭風。亦謂之時毒。頭痛腫大如斗。此天行厲氣也。因濕熱傷高巔之上。其證狀發於鼻面耳項咽喉間。皆赤腫無頭。或結核、有根。令人多汗氣蒸。初則憎寒壯熱。肢體重。頭面俱痛。目不能開。上喘。咽喉不利。甚則堵塞不能食飲。舌乾口燥。或恍惚不寧。不速治。十死八九。至於潰裂膿出。更易染人。所以謂之疫癘。大約冬溫後多有此證。若額上面部焮赤腫痛。脉數者屬陽明病。若發於耳之前後。並額頂旁紅腫。此少陽也。若發於頭腦項後并耳後赤熱腫痛。此太陽也。

一曰捻頭瘟。喉痹失音。項大腹脹。如蝦蟆狀。故亦名蝦蟆瘟。而正傳則謂天行一種大頭瘟。從耳前腫起。名為蝦蟆瘟。從頭項腫起。名為鸕鷀風。此可參考。一曰瓜瓤風。胸高脇起。嘔血如汁是也。

一曰疙瘩瘟。發塊如瘤。遍身流注。旦發夕死是也。

疙瘩瘟考證

疙瘩為時疫之一。考吾國新舊字典。疙字正韻。魚乞切音屹。正字通云。疙頭上瘡突起也。而瘩字未收。不知何人杜撰。古方書。如內難論略。均無是説。可見古人善於衛生。故無是症。惟攷正隆楊公集拯濟方。有言。自天眷皇統間生於嶺北。次于太原。後及燕薊。山野村坊。頗罹此患。至今不絕。互相傳染。多致死亡。至有不保其家者。狀如雷頭。攻內則咽喉堵塞。水藥難通。攻外則頭面如牛。視聽俱非。汗之益深。疎利稍減。有金熙宗年間。始有是病發生。後來如李東垣辨惑論。有漏蘆散。及消毒丸。治時毒疙瘩總證。吳又可瘟疫論。治疙瘩瘟發塊。如瘤。遍身流走。旦發夕死。以三棱針刺入委中三分出血。煎服人中黃散。喻嘉言醫門法律有言。口鼻所入之邪。必先入中焦。以次分布上下。則胃中為濁。營衛阻而血凝。其釀變即現中焦。如俗稱疙瘩瘟之症。宜蹻以達之。兼以解毒。而通營衛。張路玉醫通云。時行疫癘。乃非常有之病。唯疙瘩瘟之闔門。暴發暴死。穢氣過充。不敢妄加名目。王養吾瞞微補化全書。所稱疙瘩瘟者。內非不病也。特現於外耳。當以清熱解毒治之。

疫症觸發傳染甚速茲錄昔賢名言治法以備參考

一曰楊梅瘟遍身紫塊忽然發出黴瘟是也

一曰絞腸瘟腸鳴乾嘔水洩不通是此類絞腸痧

一曰軟腳瘟即濕瘟證便清洩白足腫難移是也不可輕下

療法

葉天士云。溫邪在表。初用辛涼輕劑。挾風則加入薄荷牛蒡之屬。挾濕加蘆根滑石之流。或透濕於熱外。或滲濕於熱下。不與熱相搏。勢必孤矣。不爾風挾溫熱而燥生。清竅必乾。謂水主之氣。不能上榮。兩陽相劫也。濕與溫合。蒸鬱而蒙蔽於上。清竅為之壅塞。濁邪害清也。其病有類傷寒。其驗之之法。傷寒多有變症。溫熱雖久在一經不移。以此為辨（章虛谷本作而少傳變為辨較妥）前言辛涼散風。甘淡驅濕。若病仍不解。是漸欲入營也。營分受熱。則血液受劫。心神不安。夜甚無寐。或斑點隱隱。即撤去氣藥。如從風熱陷入者。用犀角竹葉之屬。如從濕熱陷入者。犀角花露之品。參入涼血清熱方中。若加煩燥。大便不通。金汁亦可加入。老年或平素有寒者。以人中黃代之。急急透斑為要。若斑出熱不解者。胃津亡也。主以甘寒。重則如玉女煎。輕則如梨皮蔗漿之類。或其人腎水素虧。雖未及下焦。先自徬徨矣。必驗之於舌。如甘寒之中加入鹹寒。務在先安未受邪之地。恐其陷入易易耳。若其邪始終在氣分流連者。可冀其戰汗透邪法宜益胃。令邪與汗併。熱達腠開。邪從汗出。解後胃氣空虛。當膚冷一晝夜。待氣還自溫煖如常矣。蓋戰汗而解。邪退正虛。陽從汗泄。故漸膚冷。未必即成脫症。此時宜令病者安舒靜臥。以養陽氣來復。旁人切勿驚惶。頻頻呼喚。擾其元神。使其煩躁。但診其脈。若虛軟和緩。雖倦臥不語。汗出膚冷。却非脫證。若脈急疾。躁擾不卧。膚冷汗出。便為氣脫之證矣。更有邪盛正虛。不能一戰而解停一二日再戰汗而愈者。不可不知。再論氣病有不傳血分。而邪留三焦。亦如傷寒中少陽病也。彼則和解表裏之半。此則分消上下之勢。隨證變法。如近時杏朴苓等類。或如温胆湯之走泄。因其仍在氣分。猶可望其戰汗之門戶。轉瘧之機括。大凡看法。衛之後方言氣。營之後方言血。在衛汗之可也。到氣纔可清氣。入營猶可透熱轉氣。如犀角元參羚羊角等物。入血就恐耗血動血。直須涼血散血。如生地丹皮阿膠赤芍等物。否則前後不循緩急之法。慮其動手便錯。反致慌張矣。

且吾吳濕邪害人最廣。如面色白者。須要顧其陽氣。濕勝則陽微也。法應清涼到十分之六七。即不可過於寒涼。恐成功反棄。何以故也。濕熱一去。陽亦衰微也。而色蒼者。須要顧其津液。清涼到十分之六七。往往熱減身寒者。不可就云虛寒而投補劑。恐爐烟雖息。灰中有火也。須細察精詳。方少少與之。慎不可直率而往也。又有酒客裏濕素盛。外邪入裏。裏濕為合。在陽旺之軀。胃濕恆多。在陰盛之體。脾濕亦不少。然其化熱則一。熱病救陰猶易。通陽最難。救陰不在血而在津與汗。通陽不在溫而在小便。然較雜症則有不同也。

再論三焦。不得從外解。必致成裏結。裏結於何。在陽明胃與腸也。亦須用下法。不可以氣血之分。不可下也。但傷寒邪熱在裏。刦爍津液。下之宜猛。此多溫邪內搏。下之宜輕。傷寒大便溏。為邪已盡。不可再下。濕溫大便溏。為邪未盡。必大便鞕。慎不可再攻也。以糞燥為無濕矣。

再人之體。脘在腹上。其地位處於中。按之痛。或自痛。或痞脹。當用苦泄。以其入腹近也。必驗之於舌。或黄或濁。可與小陷胸湯。或瀉心湯隨證治之。或白不燥或黄白相兼。或灰白不渴。慎不可亂投苦泄。其中有外邪未解。表先結者。或邪鬱未伸。或素屬中冷者。雖有脘中痞悶。宜從開泄。宣通氣滯。以達歸於肺。如近俗之杏蔻桔橘等。是輕苦微辛。具流動之品可耳。再前云舌黄或渴。須要有地之黄。若光滑者。乃無形濕熱。中有虛象。大忌前法。其臍以上為大腹。或滿或脹或痛。此必邪已入裏矣。表証必無。或十只存一。亦要驗之於舌。或黄甚。或如沉香色。或如灰黄色。或老黄色。或中有斷紋。皆當下之。如小承氣湯用檳榔青皮枳實元明粉生首烏等。若未見此等舌。不宜用此等法。恐其中有濕聚太陰為滿。或寒濕錯雜為痛。或氣壅為脹。又當以別法治之。

再黃苔不甚厚而滑者。熱未傷津。猶可清熱透表。若雖薄而乾者。邪雖去而津受傷也。若重之藥當禁。宜甘寒輕劑可也。

再論其熱入營。舌色必絳。絳深紅色也。初傳絳色。中兼黃白色。此氣分之邪未盡也。泄衛透營。兩和可也。純絳鮮色者。包絡受病也。宜犀角鮮生地連翹鬱金石菖蒲等。延之數日。或平素心虛有痰。外熱一陷。裏絡就閉。非菖蒲鬱金等所能開。須用牛黃丸至寶丹。

之類，以開其閉，恐其昏厥為痙也。

再色絳而舌中心乾者，乃心胃火燔，劫爍津液，即黃連石膏亦可加入。若煩渴煩熱，舌心乾，四邊色紅，中心或黃或白者，此非血分也，乃上焦氣熱爍津，急用涼膈散，散其無形之熱，再看其後轉變可也。慎勿用血藥，以滋膩難散。至舌絳望之若乾，手捫之原有津液，此津虧濕熱熏蒸，將成濁痰蒙蔽心包也。

再有熱傳營血，其人素有瘀傷宿血在胸膈中，挾熱而搏，其舌色必紫而暗，捫之濕，當加入散血之品，如琥珀、丹參、桃仁、丹皮等。不爾，瘀血與熱為伍，阻遏正氣遂變如發狂之証。若紫而腫大者。乃酒毒衝心。若紫而乾晦者。腎肝色泛也。難治。舌色絳。而上有粘膩。似苔非苔者。中挾穢濁之氣。急加芳香逐之。舌絳欲伸出口而抵齒。難驟伸者。痰阻舌根有內風也。舌絳而光亮。胃陰亡也。急用甘凉濡潤之品。若舌絳而乾燥者。火邪劫營。凉血清火為要。舌絳而有碎點白黃者。當生疳也。大紅點者。熱毒乘心也。用黃連汁。其有雖絳而不鮮。乾枯而痿者。腎陰涸也。急以阿膠雞子黃地黃天冬等。救之。緩則恐涸極而無救也。

其有舌獨中心絳乾者。此胃熱心營受灼也。當於清胃方中。加入清心之品。否則延及於尖。為津乾火盛也。舌尖絳獨乾。此心火上尖。用導赤散瀉其府。再舌苔白厚而乾燥者。此胃燥氣傷也。滋潤藥加甘草。令甘守津還之意。舌白而薄者。外感風寒也。當疏散之。若白乾薄者。肺津傷也。加麥冬花露蘆根汁等。輕清之品。為上者上之也。若白苔絳底者。濕遏熱伏也。當先泄濕透熱。防其就乾也。勿憂之。再欲裏透於外。則潤變矣。初病舌就乾。神不昏者。急養正透邪之藥。若神已昏。此內匱矣。不可救藥。

又不拘何色，舌上生芒刺，皆是上焦熱極也。當用青布拭薄荷冷水擦之，即去者輕，旋即生者險矣。舌苔不燥，自覺悶極者，屬脾濕盛也。或有傷痰飲實者，必問曾經擦拭否，不可以為潤，便為粘膩，仍從濕治可也。再看神情清爽，舌脹大不能出口者，此脾濕胃熱，鬱極化風而毒延口也。用大黃磨入，當用劑內，則舌脹自消矣。

再舌上白苔粘膩，吐出濁厚涎沫，口必甜味也，為脾癉病，乃濕熱氣聚與穀氣相搏，土有餘也。盈滿則上泛。當用省頭草、芳草辛散以逐之則退。若舌上苔如驗者、胃中宿滯、挾濁穢鬱伏。當急急開泄。否則閉結中焦。不能從膜原達出矣。

若舌無苔。而有如煙煤隱隱者。不渴肢寒。知挾陰病。如口渴煩熱。平時胃燥舌也。不可攻之。若燥者。甘寒益胃。若潤者。甘溫扶中。此何故。外露而裏無也。

若舌黑、而滑者。水來克火。為陰證。當溫之。若見短縮。此腎氣竭也。為難治。欲救之。如人參五味勉希萬一。

舌黑而乾者。津枯火熾。急急瀉南補北。若燥而中心厚痞者。土燥水竭。急以鹹苦下之。

舌淡紅無色者。或乾而色不榮者。當是胃液傷。而氣無化液也。當用炙甘草湯。不可用寒涼藥。若舌白如粉而滑。四邊色紫絳者。温疫病初入膜原。未歸胃腑。急急透解。莫待傳陷而入。為險惡之病。且見此舌者。病必見凶。須要小心。凡斑疹初見。須用紙燃照。見胸背兩脇。點大而在皮膚之上者。為斑。或雲頭隱隱。或鎖小粒者。為疹。又宜見而不宜見多。按方書謂斑色紅者。屬胃熱。極黑者。胃爛。然亦必看外證所合。方可斷之。

斑症不欲吐恐毒氣侵入胃中已成胃爛

然而春夏之間。濕病俱發疹為甚。且其色要辨。如淡紅色。四肢清。口不甚渴。脈不洪數。非虛斑即陰斑。或

胸微見數點而赤足冷或下利清穀此陰盛格陽於
上而見當温之

若斑色紫小點者心包熱也點大而紫胃中熱也黑
斑而光亮者熱勝毒盛雖屬不治若其人氣血充者
或依法治之尚可救若黑而晦者必死若黑而隱隱
四旁赤色火鬱內伏大用清凉透發間有轉紅成可
救者若夾斑帶疹皆是邪之不一各隨其部而泄然
斑屬血者恒多疹屬氣者不少斑疹皆是邪氣外露
之象發出宜神情清爽為外解裏和之意如斑疹出
而昏者正不勝邪內陷為患或胃津內涸之故

再有一種白痦。小粒如水晶色者。此濕邪傷肺。邪雖出。而氣液枯也。必得甘藥補之。或未至延久。傷及氣液。乃濕鬱衛分。汗出不徹之故。當理氣分之邪。或白如枯骨者。多凶。為氣液竭也。

再濕熱之病。看舌之後。亦須驗齒。齒為腎之餘。齦為胃之絡。熱邪不燥胃津。必耗腎液。且二經之血。皆走其地。病深動血。結瓣於上。陽血者色必紫。紫如乾漆。陰血者色必黃。黃如醬瓣。陽血若見。安胃為主。陰血若見。救腎為主。然豆瓣色者多險。若證還不逆者。尚可治。否則難治矣。何以故耶。蓋陰下竭。陽上厥也。

齒若光燥如石者，胃熱甚也。若無汗惡寒，衛偏勝也。辛涼泄衛透汗為要。若如枯骨色者，腎液枯也，為難治。若上半截潤，水不上承，心火上炎也，急急清心救水，俟枯處轉潤為要。

若齩牙齘齒者，濕熱化風，痙病。但齩牙者，胃熱氣走其絡也。若齩牙而脈證皆衰者，虛胃無穀以內榮，亦齩牙也。何以故耶？虛則喜實也。舌本不縮而硬，而牙關齩定難開者，此非風痰阻絡，而欲作痙證，用酸物擦之即開，木來泄土故也。

若齒垢如灰糕樣者，胃氣無權，津亡濕濁用事，多死。

而初病齒縫流清血，痛者，胃火衝激也；不痛者，龍火內燔也。齒焦無垢者死；齒焦有垢者，腎熱胃刮也，當微下之，或玉女煎清胃救腎可也。

再婦人病温，與男子同，但多胎前産後，以及經水適來適斷。大凡胎前病，古人皆以四物加減用之，謂護胎為要，恐來害娠。如熱極用井底泥，藍布浸冷覆蓋腹上等，皆是保護之意。但亦要看其邪之可解處，用血臟之葯不靈，又當審察，不可謬板法。然須步步保護胎元，恐損正邪陷也。

至於産後之法，按方書謂慎用苦寒，恐傷其已亡之陰也。然亦要辨其邪能從上中解者，稍從證用之亦無妨也。不過勿犯下焦，且屬虛體，當如虛怯人病邪而治。總之無犯實實虛虛之禁，况產後當氣血沸騰之候，最多空竇，邪勢必乘虛内陷，虛處受邪，為難治也。

如經水適來適斷，邪時陷血室，少陽傷寒言之詳悉，不必多贅。但數動與正傷寒不同，仲景立小柴胡湯提出所陷熱邪，參棗扶胃氣，以衝脈隸屬陽明也。此與虛者為合治。若熱邪陷入與血相結者，當從陶氏小柴胡湯去參棗加生地、桃仁、查肉、丹皮或犀角等者，若本經血結自甚，必少腹滿痛，輕者刺期門，重者小柴胡湯去甘葯加延胡、歸尾、桃仁，挾寒加肉桂心，氣滯者加香附、陳皮、枳殼等。然熱陷血室之證，多有譫語如狂之象，防是陽明胃實，當辨之。血結者，身體必重，非若陽明之輕旋便捷者。何以故耶？陰主重濁，絡脉被阻，側旁氣痹，連胸背皆拘束不遂，故去邪通絡往往延久上逆心包，胸中痛，即陶氏所謂血結胸也。王海藏出一桂枝紅花湯加海蛤、桃仁，原是表裏上下一齊盡解之理，看此方大有巧手，故錄出以備學者之用。

葉香巖三時伏氣外感篇

春溫一證由冬令收藏未固昔人以冬寒內伏藏於少陰入春發於少陽以春木內應肝胆也寒邪深伏已經化熱昔賢以黃芩湯為主方苦寒直清裏熱熱伏於陰苦味堅陰乃正治也知溫邪忌散不與暴感門法若因外邪先受引動在裏伏熱必先辛涼以解新邪繼進苦寒以清裏熱況熱乃無形之氣時醫多用消滯攻治有形胃汁先涸陰液劫盡者多矣

風溫者春月受風其氣已溫經謂春病在頭治在上焦肺位最高邪必先傷此手太陰氣分先病失治則

入手厥陰心包絡血分亦傷蓋足經順傳如太陽傳陽明人皆知之肺病失治逆傳心包絡人多不知者俗醫見身熱咳喘不知肺病在上之邪妄投荆防柴葛加入枳朴杏蘇菔子查夏橘皮之屬輒云解肌消食有見痰喘便用大黃礞石滚痰丸大便數行上熱愈結幼稚穀少胃薄表裏苦辛化燥胃汁已傷復用大黃大苦沈降丸藥致脾胃陽和傷極陡變驚癇莫救者多矣

春月暴煖忽冷先受溫邪繼為冷束欬嗽痰喘最多辛解涼溫只用一劑大忌絶穀若甚者宜晝夜豎抱

勿倒三四日。夫鞕為欬，重為喘，喘急則鼻掀胸挺。
夏為熱病，然夏至已前時令未為大熱，經以先夏至
為病溫，後夏至為病暑。溫邪前已申明，暑熱一證，醫
者易眩。夏暑發自陽明，古人以白虎湯為主方，後賢
劉河間創議，迥出諸家，謂溫熱時邪，當分三焦投藥，
以苦辛寒為主。若拘六經分證，仍是傷寒治法，致誤
多矣。蓋傷寒外受之寒，必從汗解，辛溫散邪是已。口
鼻吸入之寒，即為中寒陰病，治當溫裏，分三陰見症
施治。若夫暑病專方甚少，皆因前人略於暑，詳於寒
耳。考古如金匱暑暍痙之因，而潔古以動靜分中暑

金匱乃痙濕暍

内科学

中熱各具至理。茲不暨論。幼科病暑熱夾雜別病有
諸，而時下不外飲散消導。加入香薷一味，或六一散
一服。考本草香薷辛溫發汗，能泄宿水。夏熱氣閉無
汗，渴飲涼水，香薷必佐杏仁，以杏仁苦降泄氣，大順
散取義。若此長夏濕令，暑必兼濕，暑傷氣分，濕亦
傷氣，汗則耗氣傷陽，胃汁大受劫爍，變病由此甚多。
發泄司令，裏真自虛。張鳳逵云：暑病首用辛涼，繼用
甘寒，再用酸泄酸斂，不必用下。可稱要言不煩矣。然
幼科因暑熱、蔓延變生他病，茲摘其概。
夏令受熱，昏迷若驚，此為暑厥。即熱氣閉塞孔竅所

致其邪入絡，與胃絡同法。牛黃丸、至寶丹，芳香利竅
可效。神昏也，後用清涼血分，如連翹心、竹葉心、細生
地、鮮生地、二冬之屬。此證初起，大忌風藥。初病暑熱
傷氣，竹葉石膏湯或清肺輕劑。大凡熱深厥深，四肢
逆冷，但看面垢齒燥，二便不通或瀉不爽為是，大忌
誤認傷寒也。
秋深初涼，稚年發熱咳嗽，（雄按：大人亦多此病。）證似
春月風溫證，但溫乃漸熱之稱，涼即漸冷之意。春月
為病，猶是冬令固密之餘；秋令感傷，恰值夏月發泄之
後，其體質之虛實不同。但溫自上受，燥自上傷，理亦

梢等均是肺氣受病世人誤認暴感風寒混投三陽發散津劫燥甚喘急告危若果寒凉外束身熱痰嗽只宜葱豉湯或蘇梗前胡杏仁枳殼之屬僅一二劑亦可更有粗工亦知熱病與瀉白散加芩連之屬不知愈苦助燥必增他變當以辛凉甘潤之方氣燥自平而愈慎勿用苦燥劫爍胃汁

溫熱經緯論妊娠病疫母之於胎一氣相連蓋胎賴母血以養母病熱疫毒火蘊於血中是母之血即毒血矣苟不亟清其血中之毒則胎能獨無恙乎須知胎熱則動胎凉則安母病熱疫胎自熱矣竭力清解

以涼血。使母病去而胎可無虞。若不知此。而舍病以保胎。必至母子兩不保也。至於產後以及病中適逢經至。當以類推。若云產後經期禁用涼藥。則誤人性命。即在此言。

又論治疹。疹出於胃。古人言熱未入胃而下之。熱乘虛入胃。故發斑。熱已入胃不即下之。熱不得泄。亦發斑。此指寒邪化熱。誤下失下而言。若瘟疫未經表下。有熱不一日而即發者。故余謂熱疫有斑疹。傷寒無斑疹也。熱疫之斑疹。發之愈遲。其毒愈重。一病即發。以其胃本不虛。偶染疫邪。不能入胃。猶之牆門高大。

內科學

門戶緊密，雖有小人，無從而入。此又可所謂速於膜原者也。有遲之四五日而仍不透者，非胃虛受毒已深，即發表攻裏過當。胃為十二經之海，上下十二經都朝宗於胃，胃能布敷十二經，榮養百骸，毫髮之間靡所不貫。毒既入胃，勢必敷布於十二經，戕害百骸。使不有以殺其炎炎之勢，則百骸受其煎熬，不危何待？疫既曰毒，其為火也明矣。古人所謂火為元氣之賊也。以是知火者疹之根，疹者火之苗也。如欲其苗之外透，非滋潤其根，何能暢茂？一經表散，燔灼火焰，如火得風，其焰不愈熾乎？焰愈熾，苗愈遏矣。疹之因衰而死者，比比然也。其有表而不死者，乃麻疹、風疹之類。有謂疹可治而斑難治者，殆指疫疹為斑耳。夫疫疹亦何難治，但人不知用此法也。

又論疫疹之脈不能表下：疫疹之脈，未有不數者。有浮大而數者，有沉細而數者，有不浮不沉而數者，有按之若隱若見者，此靈樞所謂陽毒伏匿之象也。診其脈即知其病之吉凶。浮大而數者，其毒發揚，一經涼散，病自霍然。沉細而數者，其毒已深，大劑清解，猶可撲滅。至如若隱若見，或全伏者，其毒重矣，其證險矣。此脈得之於初起者間有，得之於七八日者頗多

何也醫者初認為寒連用發表先傷其陽表而不能
散繼之以下又傷其陰殊不知傷寒五六日不解法
在當下猶必審其脈之有力者宜之瘟熱乃無形之
毒病形雖似大熱而脈象細數無力所謂壯火食氣
也若以無形之大熱而當硝黄之猛烈熱毒焉有不
乘虛為深入耶怯弱之人不為陽脫即為陰脫氣血
稍能駕馭者亦必脈轉沉伏變証蜂起或四肢逆冷
或神昏譫語或鬱冒直視或遺溺旁流甚至舌卷囊
縮循衣摸床種種惡候頗類傷寒醫者不悟引邪入
内陽極似陰而曰變成陰証妄投參桂死如服毒徧

花

身青紫口鼻流血如未服熱藥者即用大劑清瘟敗
毒飲重加石膏或可挽回
又論疹形治法鬆浮洒於皮毛或紅或赤或紫或黑
此毒之外見者雖有惡証不足慮也若緊束有根如
從皮裡鑽出其色青紫宛如浮萍之背多見於胸背
此胃熱將爛之候即宜大清胃熱兼涼其血以清瘟
敗毒飲加紫草紅花桃仁歸尾務使鬆活色淡方可
挽回稍存疑慮即不能救
又論疹色治法血之體本紅血得其暢則紅而活榮
而潤敷布洋溢是疹之佳境也淡紅有美有疵色淡

而潤此色之上者也若淡而不榮或嬌而艷乾而滯血之最熱者深紅者較淡紅為稍重亦血熱之象涼其血即轉淡紅色艷如臙脂此血熱之極較深紅為更惡必大用涼血始轉深紅再涼其血而淡紅矣紫赤類雞冠花而更艷較艷紅為火更盛不急涼之必至變黑須服清瘟敗毒飲加紫草桃仁細粹宛如粟米紅者謂之紅砂白者謂之白砂疹後多有此證乃餘邪盡透最美之境愈後脫皮若初病未認是疫後十日半月而出者煩燥作渴大熱不退毒發於頷者死不可救

入門云。春發温疫宜葛根解肌湯。夏發燥疫宜調中湯。秋發寒疫宜蒼朮白虎湯。冬發濕疫宜甘桔湯。表症用荊防敗毒散。半表裏證用小柴胡湯。裏證用大柴胡湯。宜補、宜散、宜降。用人中黄丸。

正傳云。治法切不可作傷寒正治而大汗大下。但當從乎中治。而用少陽陽明二經藥。少陽小柴胡湯。陽明升麻葛根湯。又云。九味羌活湯治瘟疫初感一二日間。服之取效如神。

丹心云。衆人病一般者。是天行時疫。治有三法。宜補宜散宜降。

附大頭瘟療法

王海藏曰。大頭病者。感天地四時非節瘟疫之氣。所著而成。此疾至於潰裂。而又染他人。所以謂之疫癘。大抵足陽明邪熱太甚。爲實。少陽相火爲熾。濕熱者爲腫。木盛爲痛。多在少陽。或在陽明。陽明爲邪。首大腫。少陽爲邪。出於耳前後。

精義曰。大頭瘟亦謂之時毒。初發狀如傷寒。五七日之間。乃能殺人。其候發於鼻面耳項咽喉。赤腫無頭。或結核有根。令人增寒發熱。頭痛甚者。恍惚不寧。咽喉閉塞。常搐通氣散於鼻中。取十餘嚏作效。若搐藥

通氣散

元胡 皂角 川芎
藜蘆 擲躅花

通氣散

元胡 不 皂角 木香
川芎 藜蘆
擲躅花

不噎者不可治也。如噎出膿血者治之易愈。每日用噎三五次，以泄毒氣，此是惡法。左右看病之人，日日用噎藥噎之，必不傳染。又曰：經三四日不解，宜荊防敗毒散；至七八日大小便通利，頭面腫起高赤者，宜托裏消毒散，兼鍼砭出血，泄其毒氣。十日外不治自愈。若五日已前，精神昏亂，咽喉閉塞，語聲不出，頭面大腫，食不知味者，必死。

入門曰：大頭瘟治法，當先緩而後急。先緩者，邪見於無形之處，至高之分，當用緩緩徐徐服之，寒藥則用酒浸、酒炒皆是也。後急者，邪氣入於中，有形質之所

芩连多味 紫苏
馬勃 翹元 甘草根
黄芩 川連 陳皮 柴胡
馬勃 殭蠶 板蓝根

此為寒邪，故須急急去之。又曰：服藥俱仰卧，使藥氣上行。又曰：東垣普濟消毒飲子最妙。人中黄丸亦妙。

丹心曰：大頭瘟，此熱氣在高巔之上，切勿用降藥。

靈樞曰：熱病不可刺者有九：一曰汗不出，大顴發赤，噦者死；二曰泄而腹滿甚者死；三曰目不明，熱不已者死；四曰老人嬰兒熱而腹滿者死；五曰汗不出，嘔下血者死；六曰舌本爛，熱不已者死；七曰欬而衄，汗不出，出不至足者死；八曰髓熱者死；九曰熱而痓者死。痓者，腰折瘛瘲，齒噤齘也。

附陰陽毒療法

升麻治陽毒
鱉甲治陰毒

仲景云：陽毒之為病，面赤斑斑如錦紋，咽喉痛，唾膿血。五日可治，七日不可治。升麻鱉甲湯主之。
陽毒者，疫邪犯於陽分也。陽邪上壅，故面赤。熱極傷血，故徧體斑斑如錦紋也。咽喉痛，唾膿血，皆邪熱爍津，有立時腐敗之勢。五日津氣未周，毒猶未徧，故可治。七日則邪氣徧而正氣消矣，故曰不可治。方用鱉甲、升麻者，所以解陽分之毒，即所以救陰之血也。

陰毒之為病，面目青，身痛如被杖，咽喉痛。五日可治。升麻鱉甲湯去雄黃、蜀椒主之。

陰毒者疫邪入於陰分也。陰中於邪，故面目青。邪閉經絡，故身痛如被杖。咽喉痛者，陰分熱毒上壅也。故其日數與陽經同，而治法原方去雄黄、蜀椒者，陰分已受熱邪，不堪再用熱藥也。

又趙養葵云：此陰陽二毒是感天地疫癘非常之氣，沿家傳染，所謂時疫也。細攷此二證俱有咽喉痛三字，尤須注意。如喉症之發現諸種証狀，亦有之。如陽毒即後世之所爛喉痧，叔和謂之温毒是也。治法忌用温散，宜用清化。疫痧草專論此症。

辟瘟疫法

得效云。凡瘟家自生惡氣，聞之即上泥丸，散入百脈，轉相傳染。若倉卒無藥，以香油抹鼻端，及以紙撚探鼻嚏之為佳。又雄黃末調，以筆濃蘸塗鼻中，不相染。凡入瘟疫家，先令開啟門戶，以大鍋盛水二斗，置堂中心，取蘇合香丸二十丸，煎其香能散疫氣，病者各飲一甌，後醫者卻入診視，不致相染。

入門云。凡入疫家，以紙撚蘸香油雄黃朱砂末，探入耳鼻內，最能辟穢毒之氣。遍滿鄉村，善用如意丹，亦妙。並除一切鬼祟，伏尸勞瘵，癲狂失志，山嵐瘴氣，陰陽二毒，五瘟五疳，痢疾，以及誤吞銅鐵金石藥毒，不伏水土等証。
回春云。凡入瘟家。行動從容。左位而入。男子病、穢氣
出於口。女子病。穢氣出於陰戶。其相對坐立之間。必
須識其向背。既出。以紙撚鼻中、噴嚏為佳。
類聚云。傷寒、熱病傳染者。因聞大汗穢氣。以致傳染。
故聖惠方曰。大汗出則懸葯於戶。辟其穢毒。無使傷
於人也。親屬侍奉之人。勞役氣虛而為變亂。何以知
其傳染者。脉不浮是也。治法自汗者。蒼朮白虎湯。無
汗者。益元散合涼膈散而愈。
素問遺篇、黃帝曰。余聞五疫之至。皆相染易。無問大

小。病狀相似。不施救療。如何可得不相移易者。岐伯曰。不相染者。正氣存內。邪不可干。避其毒氣。天牝從來。復得往。氣出於腦。即不邪干。氣出於腦。即室先想心如日。欲將入於疫室。先想青氣自肝而出。左行於東。化作林木。次想白氣自肺而出。右行於西。化作戈甲。次想赤氣自心而出。南行於上。化作焰明。次想黑氣自腎而出。北行於下。化作水。次想黃氣自脾而出。存於中央。化作土。五氣護身已畢。以想頭上如北斗煌煌。然後可入於疫室。又一法。於春分之日。日未出而吐之。又一法。於雨水日後。三浴以藥泄汗。

白昇集

天行病差後禁忌

外台云集驗云凡熱病新差及大病之後食猪肉及腸血肥魚油膩等必大下痢醫不能療也必至於死若食餅餌粢黍飴脯鱠炙棗栗諸果及堅實難消之物胃氣尚虛弱不能消化必更結熱適以藥下之則胃中虛冷大利難禁不下必死下之復危皆難救也熱病之後多坐此死不可不慎也病新差但得食糜粥寧可少食令飢慎勿飽不得他有所食雖思之勿與引日轉久可漸食羊肉糜若羹汁兎雉鹿肉慎不可食猪犬肉亦不可食也新差後當靜卧勿令人梳

頭洗面非但體勞亦不可多言語用心使意勞凡此皆令勞復督郵顧子獻得病已瘥未健詣華旉視脉旉曰雖差尚虛未復陽氣不足勿爲勞事餘勞尚可御內即死臨死當吐舌數寸其妻聞其夫病除從百餘里來省之止宿交接中間三日發病舌出數寸而死病新差未經百日氣未平復而以房室者略無不死也蓋正疾愈後六十日已能行射獵以房室則吐涎而死及熱病房室名爲陰陽易之病皆難療多死近者有士大夫小得傷寒發汗已十餘日能乘馬行來自謂平復故以房室則小腹急痛手足拘攣而死

處方

防風通聖散　治一切風火之邪，鬱於三焦，表裏經絡，氣血不得宣通，初感發熱頭痛，膚疹，傳經斑黃，抽搐，煩渴不眠，便秘尿澁，皆可服之。方見中風門。

若下利減去硝黃，嘔逆加煮半夏二錢，生姜二片。

自汗去麻黃，加桂枝一錢一錢五。

本方合六一散，即加滑石六錢，甘草一錢，名雙解散。發表又能攻裏，河間製此解利四時冬溫春溫夏熱秋燥者，正令傷寒，凡邪在三陽表裏不解者。

以兩許為劑，加葱薑淡豉煎服之，候汗下兼行，表裡即解。形氣強者兩半為劑，形氣弱者五錢為劑。若初服因汗少不解，則為表實，倍加麻黄以汗之；因便難不解，則為裡實，倍加硝黄以下之。連進二三服，必令汗出下利而解也。

柴葛解肌湯　此方陶華所製，以代葛根湯。治四時太陽陽明少陽合病輕證，宜以此湯加減主之。

方見傷寒門

下利減去石羔，以避裡虛也。嘔加半夏生姜，以降裡逆也。

如與太陽証者。去姜活。無少陽証。減去柴胡。

麻黄湯 廣濟治天行病壯熱煩悶。發汗法。

麻黄去節五錢 粉葛根四錢 生梔子六錢

生葱葉切一盞 淡豆豉布包五錢

右五味。以水八杯。先煮麻黄葛根三四沸去沫。納諸藥煎取二杯半。絞去滓。分為三服。相隔一時。更進一服。不利覆取汗後。以粉粉身。忌風及諸熱食。

葛根解肌湯 肘後治天行一二日。壯熱不解。

粉葛根二錢 麻黄去節錢半 白芍藥三錢

大青葉錢半 枯黄芩錢半 生石羔杵錢半

上玉桂一錢　炙甘草錢半　大紅棗四枚

右九味。以水五杯。煮取二杯。分溫再服。相隔半時服之。覆取汗。忌海藻菘菜生葱炙肉等。

小柴胡湯　治天行病。二三日以上至七八日不解。方見傷寒。服之覆取汗。半日便差。如不除。更服一劑。

太柴胡湯　治若有熱實。得汗不解。腹滿痛煩躁欲狂語者。服之當微利。與前同忌羊肉餳。方見傷寒

大青消毒湯　删繁療天行三日外至七日不歇肉熱。令人更相染著。

大青葉六錢　香豆豉四錢　乾葛根六錢

山梔子六錢　生地黃八錢　風化硝錢半

右六味。以水五杯。煮諸藥。取二杯半。去滓下風化硝。分三服。忌蕪荑熱麵酒蒜等物。

苦參吐毒熱湯　删繁療天行五日不歇未至死。皮肉毒熱四肢疼痛。

苦參三錢　肥烏梅五枚　雞子白三枚去黃

右三味。以苦酒三杯。煮二物取一杯。澄清下雞子白攪調溫去沫。分再服之。當吐毒熱氣出愈。

苦參湯　千金療天行熱病。五六日以上。

5

泡苦参四錢半 枯条芩三錢 生地黄錢一兩二
右三味。以水八杯。煎至二杯。去渣温服半杯。日再
服。忌蕪荑。
凝雪湯 千金療天行毒病七八日。熱積胸中。煩亂
欲死。
芫花六錢 又名擒湯方 以故布搨方漬也。擒音搨
右一味。以水三杯。煎二杯半。漬故布。貼胸中上。不過
再三。熱積則除。當温四肢。護厥逆也。

温

葳蕤湯 治風温初起。六脉浮盛。表實壯熱汗少者
用以發表風邪也。此方已列傷寒門。

[illegible]三文

川羌活錢半 麻黄一錢 粉葛根錢半

香白芷一錢 青木香一錢 川芎藭錢半

生石羔六錢 苦杏仁錢半 明葳蕤三錢

粉甘草七分

裏實熱甚汗多者○去麻黄加風化硝一錢分沖 生大黄錢半後入○

桂枝白虎湯 治風温初起○脉虚身熱○汗多○口中燥渴○斷睡者○

小桂枝錢半 生石膏八錢 肥知母錢半

淨粳米五錢布包 粉甘草七分

若壯熱口渴自汗身重胸痞脉洪大而長者此太陰之濕與陽明之熱相合此方去桂枝加蒼术名蒼术白虎湯主之並治濕溫乃暑濕相搏而成病

竹葉白虎湯　治四時溫熱之病肌熱口渴汗出無多或煩擾不眠及傷寒解後虛羸少氣者

即白虎湯加鮮竹葉五十片至一百片

清瘟敗毒散　治一切大熱表裡俱盛狂躁煩心口乾咽痛大熱乾嘔錯語不眠吐血衄血熱甚發斑不論始終以此為主方

生石膏 小劑八錢中劑二兩大劑六兩　小生地 三錢至八錢

犀角旁（錢半至五錢）　川黄連一錢至四錢
生梔子　苦桔梗　枯条芩　肥知母
赤芍藥　粉丹皮（各錢半）　連翹殼（二錢以上中劑加三分之一大劑倍）
大元参（三錢至五錢）　鮮竹葉（五十片至一百片）　甘草一錢
右藥以水四杯。先煮石羔數十沸。後入諸藥。犀角磨汁和服。
如有發斑加大青葉（三錢）

調中湯　治夏發燥疫。寒熱頭痛。口渴便難。或嘔。或汗。不至足。
酒大黄（錢半至三錢）　枯條芩（錢半至二錢）　杭白芍（錢半至二錢）

粉葛根錢半至二錢　苦桔梗錢半至二錢　赤茯苓三錢至四錢
香藁本一錢至錢半　正茅朮一錢至二錢　粉甘草五分至一錢
口渴者。去茅朮加川貝母二錢。汗多去葛根。便泄去大黃。胸阻加綠枳殼一錢。
發斑去茅朮大黃藁本。加大青葉二錢。連翹殼。生梔子各二錢。牛蒡子錢半。熱甚加生石羔八錢。

涼膈合天水散　治溫病裏有熱。尿赤而澀者。

淡竹葉三錢　連翹殼二錢　生梔子錢半至三錢
風化硝五分至一錢沖　大黃錢半至二三錢　薄荷五分至七分用葉
枯條芩錢半至二錢　粉甘草七分至一錢　原滑石四錢至六錢

大便溏滑，去硝黄，加苡米仁四錢；嘔逆，加川雅連七分；發斑，加大青葉二錢；胸窒，加苦桔梗錢半、緑枳殼一錢；口渴，加肥知母錢半；發斑，犀角亦可加。

小陷胸湯　治温病胃脘按之痛，或自痛，或痞脹，右苔或黄或濁，口作渴者。

方見傷寒

若舌苔灰白及黄白相兼，口不渴者，中挾痰濕，即不可用苦寒滑泄之品，宜輕苦微辛之藥以宣通其氣滯也。或以本方不用蔞仁，用乾蔞皮，加陳皮、荳蔻、川石菖蒲、白枳實之類參之，始有效也。防其外邪未解。而裏先結。若外邪已解。如瀉心湯亦可與之。外邪未解。合通解三焦。加菖蒲柴胡白芍均可主之。

小承氣湯　治温病。臍以上大腹或滿或脹或痛。此必邪已入裏矣。表證必無。或只存一。其舌黃甚。或如沉香色。或如灰黃色。或老黃色。或中有斷紋。皆當下之。

方見傷寒　葉香巖此方用檳榔。青皮元明粉生首烏。若未見此等舌。不宜用此方。恐其中有濕聚太陰為滿。或寒濕錯雜為痛。或氣壅為脹。又當以別

蒼先研

法治之

人中黄丸　治濕熱內蘊毒邪不能外達

錦大黄三錢　人中黄二錢　茅蒼术二錢麻油炒

苦桔梗二錢　大元參五錢　川黄連四錢

軟防風四錢　香附子錢半姜汁拌不用炒　六神麯四錢

右藥共研細末，以蒼米湯糊丸，每服四錢，開水送下。熱甚，開水冲童便下，通用清熱解毒湯下，日進二三服。

清熱解毒湯　泄熱去濕　苦參　黄連　白芍　生地錢各三　石[illegible]羔

活知母　生姜錢各二　甘草錢半　升麻七分　葛根錢半

消毒犀角飲 治斑毒癰及咽喉腫痛。

犀角鎊一錢（末布包） 炒牛蒡子錢半 軟防風八分

荊芥穗一錢 粉甘草八分（此方乃消毒飲加犀角）

發斑熱盛。加連翹殼二錢。蚕薄荷五分。枯條芩錢

米川雅連一錢。

消斑青黛飲 治熱盛發斑。傷及胃液。邪傳血分。

西洋參錢半 生石膏八錢 肥知母錢半

北毛柴錢半 犀角鎊錢半（末布包） 炒山梔子錢半

生地黃三錢 大元參三錢 川黃連八分

右藥以苦酒一杯。水二杯。煎八分杯。溫服。

熱甚便實者。去參加生大黃錢半。

瀉心導赤各半湯　治越經病。無表裏証。脉和而身熱不解。形如醉人者。　此方已列傷寒門。

川黃連一錢　枯條芩錢半　生巵子二錢

結茯苓四錢　大元參四錢　麥門冬三錢

原滑石四錢　犀角旁一錢剉末　粉甘草八分

白燈心一只　老生姜二片　大紅棗二枚

口渴去姜棗。

犀角地黃湯　治溫熱入絡。舌絳煩熱。八九日不解。熱勢熾盛。

犀角尖錢半至二三錢　連翹殼二三錢至[illegible]

鮮地黃三錢至五錢　生甘草五分至八分　至[illegible]　調和絡脈涼血

此方最好犀角磨汁。先以水二杯。入三味武火煎

至八分。去滓。冲犀汁和服。

梔子豉湯　治痰涎滯氣凝結上焦。虛煩不得眠。

或昏迷不醒者。

方見傷寒。梔寸困三錢。豆豉三錢。

神犀丹　王孟英　治溫熱暑疫。邪不即解。耗液傷營。

逆傳內陷。痙厥昏狂。譫語發斑。舌色乾光。或紫

絳。或圓硬。或黑苔。皆以此丹救之。若初病便覺

入心清火

神情昏躁，而舌赤口乾，若是温暑直入營分。酷暑之時，陰虛之體，及新產婦人，患此最多，急須用此，不必拘泥日數。兼治痘疹毒重，夾帶紫斑，及痘疹之後，餘毒內熾，口糜咽爛，目赤，神煩等症，均可服之。

犀角尖 磨汁為佳，或剉末亦可

生地黃 洗淨後浸透，搗絞汁

人中黃 四錢有黃金汁更妙

香豆豉 八錢，製淡煮爛

紫草茸 括白 四錢

石菖蒲

枯黃芩 各六錢

金銀花 各一兩六錢，如有鮮者，搗汁用尤良

連翹殼 一兩

板藍根 九錢，無則用青黛半

大元參 七錢

天花粉 四錢

右藥各生栖，研細。忌用火炒。以犀角地黃汁並煮爛豆豉和汁擣為丸。每重三錢。切勿加蜜。用時以開化服。日可兩次。小兒分兩減半。

梔子湯 治天行一二日。頭痛壯熱。心中熱者。

生梔子三錢 枯條芩三錢 淡豆豉三錢（布包）
生葱白一莖 生石膏四錢（布包） 乾葛根四錢

右藥以水三杯。煮取一杯。日可再服。忌麵酒生冷等物。

黃連解毒湯 治陽毒熱極。斑疹嘔逆。煩渴呻吟。譫語狂亂。下後便軟。壯熱不已。

陽毒 諸種病本陽明
陽明燥氣熾動心火

川黄連一錢　枯條芩二錢　生梔子三錢　川梁柄錢半
若裏實便難，加大黃錢半至三錢，名梔子金花湯。若表
實無汗，當發汗者，加生石膏五錢、麻黃莖一錢、淡
豆豉三錢、生葱白三莖，名三黃石膏湯。若兼下利，
减去石羔，當加葛根二錢。

普濟消毒飲　治天行傳染大頭瘟疫，無裏証可下
　者，是其邪熱容於高巔。
板藍根三錢　大元參四錢　牛蒡子錢半
直殭蠶錢半　軟馬勃錢半　苦桔梗錢半
川升麻五分　北柴胡一錢　蘇薄荷五分

注
板蓝根清熱解毒
牛子馬勃入肺清熱
殭蠶氣味薄清而升
化疫散結
升柴荷　順勢升之

枯條芩錢半　川黃連一錢　連翹殼二錢

鹽陳皮一錢　粉甘草一錢

連翹敗毒散　治時毒發頤。高腫焮紅疼痛之陽症。

連翹殼三錢　天花粉四錢　牛蒡子錢半　治核在項

北柴胡一錢　荊芥穗錢半　軟防風一錢

川升麻五分　羌獨活各二錢半　苦桔梗錢半

（淨紅花錢半　蘇方木錢半　即蘇木藥行店有　川芎藭錢半

當歸尾）錢半　化瘀活血

若兩頤連面皆腫。加香白芷錢半　黑漏蘆錢半。形堅

腫堅不消。加皂角刺　穿山甲各錢半。大便燥結。加酒

內科學　一百四四

製大黄三錢錢半至

熱甚不惡寒口渴者。去荆芥羌獨活。汗多亦不用。

並去升麻。加赤芍藥錢半。小便不利。加車前草根二。

至寶丹方見中風。治心臟神昏。從表透裏之方也。

牛黄清心丸方見中風。治溫熱入於心包絡。邪在裏。

神識昏迷。內陷之症。

紫雪丹　治邪火毒火。穿經入臟。便難神昏錯語。

黄金箔　一百張　寒水石　滑石　磁石　生石膏

原消石六錢各三兩　以上並搗碎用水一斗煮至四升

去滓入下藥　羚羊角　犀角屑　青木香

黑號香各五兩　公丁香五錢　大元參　川升麻一名兩錢
六　炙甘草二兩　以上入前藥汁中。微火上煎。柳
木篦攪不住。候有七合。投在木盆中。半日欲凝。入
下藥。硃砂飛三錢。麝香當門子一錢二分五厘。二味入
前藥中。攪調。瓷器收藏。藥成霜雪而色紫。新汲水
調下。三五分。

温膽湯　治虚煩驚悸。嘔逆口苦。三焦有火。少陽熱
進。土木不暢。痰氣上逆者。
鮮竹茹五錢　綠枳實二錢　薑半夏三錢
資桔紅一錢半　結茯苓三錢　粉甘草一錢

內科學　一百四五

右藥以水四杯，煎至杯半，分兩次服。

原方有薑棗，今去不用。吐者仍加二味煎服。

痰迷心包絡，神昏語錯，加川石菖一錢，舊膽星錢半。

吐傷胃液，加洋參錢半，合上三味加入溫膽湯中。

名滌痰湯。口渴去半夏、桔絡紅，加川貝母二錢，天花粉三錢。便澁用括樓仁五錢。胃中不暢，濕熱挾痰，加川雅連一錢，合小陷胸湯。

若裏熱未徹，加柴胡錢半，白薇錢半。

若邪熱入心，煩擾不寧，舌紅或絳，去桔紅、半夏，加犀角磨錢半，沖；末布包，川貝母三錢，天花粉五錢。鼻衄加鮮蘆笋六錢。白茅根五錢。小便不利。加滑石三錢。

治陽毒裏熱熾盛。表尚不解者。

黑奴丸

小麥奴三錢即小麥成黑色又名兒麥　枯條芩二錢　麻黃莖一錢

風化硝一錢　酒大黃二錢　釜底煤錢半　灶突烟錢半

梁上塵錢半

右藥共為細末。蜜杵為丸。每重四錢。新汲水沖服。

若渴欲飲水。令恣意飲之。須臾自當振汗出。腹响為

微利而解也。若不渴者。恐是陰極似陽。服之反為

害耳。陰毒用退陰散。即炮川烏錢半。微炒乾姜一錢。

研末。每服一錢。鹽湯煎數沸服。四肢不溫。連進三

次即過還陽散亦可服之。方用淨硫黃末二錢。新汲水調下。良久寒熱不出。再服之。汗出愈。

升麻鱉甲湯　治陽毒面赤斑斑如錦紋。咽喉痛。唾膿血。五日可治。七日不可治。

川升麻一錢　大鱉甲炙五錢　當歸中一錢

蜀椒目炒七分　明雄黃三分　粉甘草一錢

活人書陽毒升麻湯治同。

川升麻一錢　犀角屑錢半　堅射干錢半

枯條芩錢半　西洋參錢半

升麻鱉甲湯去雄黃蜀椒　治陰毒面目青。身痛如被杖。咽喉痛。五日可治。

川升麻一錢　大鱉甲炙五錢　當歸中一錢　甘草一錢

千金方陰毒用甘草湯。即本方無雄黃。

鼠疫

原因

鼠疫彙編論鼠疫原起。自光緒十六年冬。鼠疫盛行。鼠疫者。疫將作則鼠先死。人感疫氣。輒起瘰癧。緩者三五日死。急者頃刻。醫師束手。間有打斑刺血。用大苦大寒劑得生者。十僅一二而已。先是同治間。此證始於安南。延及廣西。遂至雷廉沿海城市。至是吳川附城作焉。明年正月梅菉黄坡及信宜東鎮皆有之。三月後高州郡城亦大作。斃者每以二三千計。離城市稍遠者。染得病歸鄉村亦有之。四月後則瘰癧者鮮死。死者又變為焦熱衄血。疔瘡黑斑諸症。初有知廣西雷廉之事者。勸諸人亟逃。人皆迂之。久之禍益劇。乃稍信前說。見鼠死則盡室以行。且多服解毒瀉熱之品。由是獲免者甚衆。越端午乃稍稍息。事後細詢中疫之家。乃歎曰。信哉乃地氣非天氣也。何者。同一邑也。城市者死。山林者免焉。同一宅也。泥地黑濕者死。鋪磚築灰者免焉。暗室蔽風者死。居廳居樓者免焉。況一宅中婦女小兒多死。坐臥貼地。且赤足蹈地也！婦人次之。常在室也。男子靜坐又次之。寡出不舒散也。且疫作時。其宅無熱氣從地升。猛者如筒爆上噴。緩者如爐煙繚繞。觸之則頭暈目赤。而心煩急取涼風吹解。病乃可救。當其時宅中人爲氣所感。懵然不覺也。旁觀者見熱氣自足而脛。而股而腰。若不出見風。熱氣逆至胸膛喉舌間。則病作矣。有平時在爐市得病者。歸家。其轎門逆風者愈。開轎門者竟死。且有婚嫁將娶。盜盡竊其衣服。夜得風露涼解遂生。者。其故亦瞭然矣。所可恨者。富貴之人。珍重太過。不敢見風不肯服寒峻之品遂至軆熱不救至婢女得病又慮其傳染病未甚即棄置不顧此真俗見之誤也夫鼠穴於土中受地氣獨早也顧其死者目必突而赤頃刻有蛆氣極臭穢移置他處轉面向風勿觸其氣嘗有鼠朽腐箱內婦女開箱觸其臭即暈跌死有見死鼠甚巨舞摩玩弄而後瘗之歸坐而死有鼠將死而貓噬之貓死人食其貓人死高州城外瘗鼠處牛齕其草牛死犬亦如是彼鼠之生者則渡水遠逃常銜青草但不知此草何名可以作治疫之藥所逃之處則皆清涼近水之區也蓋鼠疫乃天行戾

氣。地總濁氣。相釀而成。故人烟週密之處。地氣甚濁。邪戾能容鼠。鼠易染之。而及於人。或從口鼻而入。或從毛竅而入。郊野荒僻之區。地土燥淨。雖有穢濁之氣。易於消滅。毒邪何從而生。雖是疫者。率由城市傳染而及鄉村。可為證明。

症狀

鼠疫由毛孔氣管入。達於血管。所以血壅不行也。血已不行。漸紅漸腫。微痛微熱。結核如瘰癧。多見於頸腸腋胯大腿間。亦見於手足頭面腹背。爾時體雖不安。猶可支持。病尚淺也。由淺而深。愈腫愈大。邪氣與正氣相搏而熱作矣。熱作而見為頭痛身痹。熱甚而見。為大汗作渴。則病已重矣。若熱毒愈深。瘀血愈甚。泛見於外。則有疔瘡等症。逆而妄行。則有衄咯等証。上攻心包。則有譫語等証。下擾腸腹。則有脹痛等証。皆危証也。若疫氣由口鼻氣管入。熱毒直達臟腑。初病暴作熱渴痛痹昏憒等証。或疫証盛時。猝不省人事。手足抽搐。面目周身紅赤。皆未見有核。與病四五日即見目瞑耳聾唇焦舌黑等証。其病為更深。其証為至危。甚而服藥即吐。牙關緊閉。亦可救。至脉厥體厥。面青面藍。與噴血不止者。更可知矣。至危之証有熱後。見核煮。其初寔與傷寒傷風同。然絕不同也。蓋此由熱盛。咳嗽無鼻涕。頭痛無項强。渴甚飲冷。熱後不怕風。並見神氣昏迷。手足瘈瘲。且脈右盛於左。相類而實不類。其併不省人事。手足抽搐。亦與風証脫証異。蓋風症脫症。頭面周身不紅赤也。細辨自知。見核作熱。在出麻痘之時。亦宜服活血消毒湯。以此症至危至速。此方亦兼治麻痘。即有熱無核。而慮其出麻痘。驗之兩耳尾兩中指尖不冷。知非麻痘也。服葯後口嗽痰血。小便如血。大便下血。婦女非月信血至。仍瘀血外行爲順症。不必慮。初愈後手足微冷。氣血虛達也。與本症之熱厥異。虛寒之寒厥亦異。對時自瘥。愈後七八日不大便。精液未充也。與前之熱毒秘結異。愈後身與足浮腫。氣復而血未復。氣無所依附也。與氣滯而鬱之氣腫異。與水泛而溢之水腫亦異。二三日血復自消。重危之証。初不急進多服。日夜惟二服。至六七日汗出疹下。病愈人困。幾無人色。昏昏熟睡。脉亦和緩。無汗困也。非脫也。以上四証。皆足駭人。切勿溫補寒下破氣利水。以致虛而又虛。熱退復熱。此症多矣。無庸荒張。惟食飲清潤。药用滋陰。安靜調養。十餘日愈矣。

診斷

鼠疫彙編云。其初起也，有先惡寒者，有不惡寒者。既熱之後即不惡寒。有先核而後熱者，有先熱而後核者。有熱核同見者，有見核不見熱者，有見熱不見核者，有汗有不汗者，有渴有不渴者，皆無不頭痛身痛。四肢痠痺，其兼見者，疔瘡、癍疹、衄嗽、咯吐。甚而煩躁懊憹，昏懵譫語，癲亂癲狂，痞滿腹痛，便結旁流，舌焦起刺，鼻黑如煤，目瞑耳聾，骨瘦足腫，舌烈唇烈，脈厥體厥，種種惡症，幾難悉數。無非熱毒迫血成瘀所致。矣又可云。病機之變幻無常。病情之反覆無定，有由表而入裏。由裏而出表者。總視其脉證如何。以定其疾病所在。斯醫治乃為不悞耳。病在上焦。脉不緩不緊。不浮不沉。而動數。尺膚熱。頭痛身痛。微惡風寒。熱、渴自汗。日午後熱甚。間有不惡風寒。不汗不渴者。舌胎白。病在中焦。面目俱赤。語聲重濁。呼吸俱粗。大便閉。小便濇。舌胎老黃。甚則黑有芒刺。但惡熱不惡寒。日晡益甚。病在下焦。熱邪久羈。或下或未下。或夜熱早涼。或熱退無汗。或身熱面赤。口舌燥。甚則舌蹇囊縮。痙厥神昏。循衣摸床。舌縮耳聾。齒黑唇裂。脉見結代。或二至。或無。

療法

鼠疫症已屬熱。藥忌温散。如麻黄桂枝細辛羌獨活防風荆芥陳皮半夏香薷香附及薑附桂參朮芪凡一切焦燥温補之藥。初不宜用。即熱未盡除。核未盡消。仍不宜用。芩連苦寒清熱必用。然苦寒化燥固不可多次用。亦各有專經。尤不可紊亂用。見於吳又可吳鞠通之書。黄硝善下攻邪必用。然亦未可驟用。蓋初病發熱。邪尚在表。遽下必陷入裏。必見脹痛結流。及脈厥體厥。六證有一方。可速下。宜速下者。不宜遲。宜重下者。不宜輕。若老弱宜酌下。切勿遲疑自誤。即退熱之藥。亦有未可誤用。如地骨皮。及能治骨蒸虛熱。何首烏。能退入裏陰邪。此證誤用。必引邪深入。熱難退而足腫矣。熱清核未盡消。仍宜戒口。雖鴿牛羊蝦蟹葱蒜糯米麪酒。凡生冷熱滯有毒等物。切不可食。初起微熱。固忌艾火房事。及熱初退。尤忌冷粥熱粥蕎麥悲傷惱怒吵鬧。亦忌飽食炙火厚味。夫鼠疫陰也。血亦陰也。以陰盛陰。最為易入。婦女屬陰。中毒尤多。故其証每起於陰盛之時。而消於陽盛之候。核小色白。不發熱為輕証。宜戒口戒色。切不可忽。亦宜急治。核小而紅。頭微痛。身微熱。體微疲痺。為稍重証。

若面目紅赤。旋必大熱渴。痛癢。照重證治。單核紅腫。大熱大渴。頭痛身痛。四肢痠痺。為重証。多核焮紅。隨時增長。熱、渴痛癢。疔瘡及癍疹。衄咯譫語顛狂。腹痛腹脹。大便結。熱、結旁流。皆危症。若服藥後。嗽血下瘀。婦女非月信來血。係毒外出。佳兆也。不在此例。或陡見熱、渴痛癢四証。或初惡寒。旋見四証。未見結核。及舌黑、起刺。循衣摸床。手足擺舞。脈厥體厥。與瘦症盛時。忽手足抽搐。不省人事。面身紅赤。不見結核。感毒最盛。壞人至速。皆至危証。

處方

解毒活血湯，治鼠疫癧核第一方。初起切勿減少藥味。減輕分兩。

連翹殼三錢　北柴胡二錢　生地黃五錢　葛根二錢

當歸尾錢半　赤芍藥三錢　尖桃仁八錢

西紅花五錢　川厚朴一錢　粉甘草二錢

右藥以水二碗半。先用大罐煎。若病在一二三日。尚在上焦。藥味取其輕清。只煎六七沸。若病四五六日。病在中焦。藥味取其稍重。煎宜十沸。七日以後。病在下焦。藥味取其濃重。煎十數沸。此方煎合沸數。傾入小罐。復入水再煎再傾。去渣和服。

若稍熱用小生地，無熱用大乾地，有熱甘草用生，無熱用炙。芎歸難得此藥，加黄芩三錢，桑寄生三錢，以安胎，若熱桃仁紅花墮胎，可去之，改用紫草茸、紫天葵各三錢。

輕証照原方，日一服，稍重証日夜二服，加金銀花、鮮竹葉各二錢，如微渴微汗，加生石膏五錢，肥知母三錢，少則二三劑愈，多則六七劑愈，未愈不妨再服，以愈為度。

重証危証至危証，初起惡寒，照原方服，柴胡葛根各加一錢。若見大熱。初加銀花竹葉冬三錢。西紅花一錢。危証加錢半。如無西紅花。用本國紅花八錢。或加紫草茸三錢。或加蘇木三錢亦可。

若熱渴至憎有汗。並加白虎湯。強壯者石膏必用七錢。多則用一兩。知母必用三錢。多則用五錢。粳米五錢。本方甘草改用三錢。疔瘡加紫地丁三錢。若小便不利。加車前草三錢。痰多加川貝母三錢。若危証。本方翹芎地草各加一錢。至危証。四味各加二錢。並加重白虎。竹葉銀花各三錢。羚羊角西紅花各錢半。皆宜日夜連三服。服後熱渴仍不退。

照原方復劑合服。日夜各一服。惟紫葛歸可照加倍。中酌減一錢。朴酌減五分。餘俱合倍。仍加重石羔。知母竹葉銀花羚羊犀角西紅花也。復劑服後。熱渴仍不減。不妨復劑照加。服數劑。以熱渴退為度。熱渴而未清。切不可止藥。用單劑分兩日夜二服。仍按証加藥。稍為酌減。熱初退時。切忌食涼粥熱粥。若外熱減而內熱不減。熱在胸。熱毒入心包絡。必神昏譫語。加清營湯。日夜三服。

清營湯

元參心三錢 大麥冬三錢 鮮竹芯二錢

羚羊角二錢 犀角尖二錢 蓮子心五分
加西藏紅花錢半。日夜連三服。以退為度。未退
清。間有譫語。仍日夜二服。加藥酌減。貧難備藥。可
加竹葉心。生灼草紫草茸各三錢。或加蘇木三錢。
亦可服。方照上。若見顛狂。傻劇合服。加重白虎湯。
并竹葉心。羚角犀角西紅花各三錢。照上服法。顛
若捉住灌藥。病稍退。要接服。服藥即吐。熱毒攻胃。
取鮮竹茹三錢。濃鹽輕擦洗。煎先服。
若熱毒入營。舌絳而乾。及不渴者。加清營湯治之。
方用犀角尖三錢 大元參三錢 大麥冬三錢

金銀花三錢 京丹參二錢

以上諸藥。合解毒活血湯。並加西藏紅花錢半。日夜連三服。未愈再照前法服。

若血從上逆。見衄咯等證。加犀角地黄湯治之。

方用犀角旁三錢 粉丹皮三錢 以上合解毒活血湯煎。本方生地改用一兩。並加西紅花錢半。日夜連三服。未愈照再服。如見癍加化斑湯。

即白虎湯加入元參三錢 犀角旁二錢

右藥合解毒活血湯煎服。如見疹加銀翹散。

方用銀花三錢 牛蒡子三錢 竹葉二錢 大青葉二錢

粉丹皮二錢　合解毒活血湯煎服
斑疹二証。多見於大熱後。當大熱時見。日夜三服。
微熱時見。日夜二服。
若舌苔微黄。外微熱而内煩懊憹。即解毒活血
湯中。加元参、沙参、枝子、黄芩各三錢。或並加淡豆
豉一錢。日夜三服。皆以愈爲度。
以上皆二三日内上焦証也。若接証加藥。接時服
藥。服藥已多。熱毒必解。其瘀或從經絡散。或咳嗽
出。或從二便下。其症必輕。繼藏未消。將原方加减
接服。便可收功。過此傳入中焦。有體壯盡藏而傳

或有誤服忌藥助毒致盛而傳者。有將此症致輕改緩。積毒致盛而傳者。此時猶不按証加重。急追多服。必無望矣。

若其證核愈腫大。面目紅赤。舌胎老黃。午後熱甚。兼見口渴。强壯者。加重白虎湯。即石羔一兩。知母五錢。粳米五錢。本方甘草改用三錢。

若脉浮而促。加減味竹葉石羔湯。合鮮毒活血湯煎。

方用鮮竹葉五錢、生石羔八錢、麥冬六錢、本方甘草改用三錢是也。有力者。能加羚羊角、犀角尖、紅花各錢半更好。或加梔子、黃芩各三錢亦好。宜日夜

甲內科

百五二

連進三服，未愈再煎服，以熱退為度。

若熱退未清，忽惡寒，旋大熱，是謂戰汗，汗透熱解。

若人虛汗出未透，致熱未清，宜加增液湯，以助其液，汗出自透。

方用大元參一兩 大麥冬八錢 大方生地改用八錢

日夜二服。

若餘熱未退，小便閉而譫語，將解毒活血湯加車前、木通各二錢，羚羊角屑各錢半，貧者加重木通、車前、淡竹葉、竹葉心各二錢，日夜二服，以小便利熱退清為度。熱退清間有譫語，亦無妨矣。加淡竹葉竹葉心各錢半。每日一服。數服可愈也。

若甚而大熱大渴。舌黑起刺。腹脹腹痛。大便結而譫語。熱結旁流。體厥脈厥。六証見一。皆宜下。此症危在旦夕。宜急不宜緩。亦宜重不宜輕。故八厲獨狀。脈沈數有力。或沈小而實。宜用攻劑。加大承氣湯合解毒活血湯主之。

方用生大黃炒七錢多一兩 朴硝炒三錢多五錢 枳實二錢 本方川朴改用二錢。能力者並加羚羊角 西紅花各二錢。更好。一服不下。不妨攻劑煎。加再服。以下為度。此係屢試。必重用方效。如慮多瀉。可備老鹽王瓜皮粥以待。再瀉食之可止。然前方投服亦不至大瀉。
不可驚疑。
如下後熱仍不退。痛脹結流四証見一。餘熱未清。
仍宜用下藥。仍單劑加大黄五錢。朴硝二錢。川朴
錢半。接服。若下熱必退矣。
若下後仍有微熱。間有譫語。加羚羊角犀角西紅
花各一錢。日夜二服。以熱清為度。貧者可加淡竹
葉竹葉心各二錢。無熱仍有譫語。本方柴胡葛根
减半。加元參麥冬各二錢。淡竹葉竹葉心各二錢。
日夜二服。

若人熱大渴。兼見痛脹結泄四証之一。如人壯脉實。不妨重加白虎承氣同服。藥用雙劑。以下爲度。此表裏雙解法。若減石羔大黃之多。可加羚羊角犀角西紅花各三錢。熊胆一分五厘。竹葉心二錢。藥用雙劑。連二服。如仍熱不退。便不下。可並加石羔大黃各五錢。以下爲度。此皆六日以前中焦証也。若至七日則傳下焦。治法兼滋陰。解毒活血湯加元參六錢。

若前失治。仍熱渴不退。人屬强壯。可重加白虎湯。日夜三服。以熱退爲度。

若覺痛脹結流等證。人屬强壯可重加大承氣湯
二服。以下爲度。
如仍有微熱。獨見燥結。可加增液湯以潤之。日夜
二服。仍不下可加小承氣湯一服。不下不妨再服。
承氣湯 合解毒活血湯同煎。
除大黃五錢 綠枳實一錢本方川朴照舊用一錢。
若口燥舌乾。苔黑唇烈。不甚熱渴。脉見虛大。本方
除柴葛。一甲復脉湯。本方生地改用大乾地六錢。
甘草改用炙草六錢。赤芍改用白芍六錢。餘藥分
兩照舊。並加麥冬不去心五錢。阿膠芝麻仁各三

錢同煎。日夜二服。液仍不復。可並加调胃承氣湯以和之。即本方加大黄三錢。朴硝五錢。日夜二服。以液生爲度。

如無别證。惟核未消。餘時不熱。獨見子午潮熱。本方除柴芍。改用大乾地加元參五錢。日夜二服。約三、四服。熱可清矣。潮熱譫語。並加竹葉心十條爲引。以上皆下焦證也。

若夫毒邪直中三焦之證。初起大熱大渴。二三日即見痛脹結流。舌色金黄。痰涎壅甚等證。此三焦俱急也。人壯脉實。約用雙劑。重加白虎承氣小陷胃湯。半夏用錢半。栝樓根三錢。黃連二錢。日夜二服。以病退為度。實力者可加犀角、羚羊角、西紅花各三錢。更好。白虎承氣兩關。即取石羔知母大黃朴硝可也。西方不必用全。

若疫氣行時。忽手足抽搐。不省人事。面目周身皆赤。此亂疫之急証。非風非脫。切忌艾火與參。急用大鍼刺兩手足拗處。約半分深。擠出毒血。其人必醒。或用生姜拾餘兩搗爛。手巾包裹熱酒。周身重擦。自上而下亦醒。或拈痧。或刮痧亦可醒。醒後即照原方連服二三劑。若見結核發熱。照上法治。

若老弱幼小。急追稍用畢劑。日夜惟二服。加石羔。大黄減半。所加各药小兒皆宜減半。五六歲者一劑同煎。分二次服。垂危之証。一劑作一服。幼少不能服药。用鍼刺桔核三四刺。如意油以下药末。日夜頻塗十餘次亦可愈。婦女同治。惟孕婦當於敗毒活血湯。加黄芩桑寄生各三錢。以安胎。初起即宜急服。熱甚尤宜急追。熱久必墜胎也。若疑桃仁紅花墜胎。可改用紫草茸。紫背天葵。各三錢。惟宜下者。當除朴硝。若諸症均愈。惟核未消。仍宜服药。瘀未盡去。必成瘡也。以原方敗毒活血湯。去紫葛

改用大乾地六錢。甘草用炙。與當歸併倍。其餘減
半。加元參五錢。氣虛可加生芪三錢。每日一服。三
四服必漸消。如消未盡。當歸四錢。乾地元參各六
錢。連翹赤芍桃仁紅花減三分之二。生芪四錢。川
朴五分。炙草三錢。再數服。或消散或破流黃水愈
矣。初愈改用原方。實滋陰去瘀善後之良方也。人
雖虛弱。切忌溫補。蓋熱証傷陰。初愈古法。惟滋陰
戒溫補。況結核未消。即熱毒未清。溫補助熱。其毒
必發。此時體虛。再病必無救矣。惟質素虛寒。偶感
熱毒。調治既清。復回本質。証見虛寒。至後用補亦

宜陰陽兩補。勿遽溫補峻補貽害也。病時熱結壅流。初愈昏昏迷睡。手足微冷。核消後微有浮腫。愈後六七日不大便。皆宜小心體認。切勿倉皇誤事。

經驗塗核塗疔瘡方

米珠砂五錢 木鱉仁八錢 明雄黃五錢
生大黃五錢 老冰片二錢 真蟾酥二錢
紫花地丁五錢 山茨菇八錢

右藥共為細末。調茶油頻塗。清茶亦可。瓊州鮑遊府。用此方各味等分。調如意油頻塗甚效。

又方木鱉仁研末調醋頻塗。

又方天仙子研末調醋敷。頻塗藥汁。日易五六次。

又方木芙蓉花用葉無花金鳳花用葉無花紅花的家種馬齒莧共四味各等分。同杵爛頻敷。

愈後六七日不大便。用六成湯。

方用當歸錢半大生地五錢生白芍一錢麥冬一錢天冬一錢大元參五錢。二服大便自通。

愈後手足微有浮腫。用補血湯。

方用生黃芪八錢當歸中四錢原方芪用一兩。歸用二錢。改用相配。是証除十分老弱難救外。餘皆可救。惟誤藥誤時不小心調養者。較難措手。要先移病者置通風處爲是。蓋此証不怕風。正宜借風吹散其熱毒也。

治出疹方

紫背天葵　紫花地丁　金銀花　生卮子

蒲公英　牛蒡子各三錢

右藥淨水煎服。忌食粥飯。全愈身涼。方可食米氣

消毒散　治鼠疫毒核。

連翹殼三錢　薄荷葉一錢　軟馬勃錢四

牛蒡子二錢　荊芥穗一錢　直殭蚕一錢七分

板藍根一錢七分　大元參三錢三分　苦桔梗三錢三分

金銀花三錢 粉甘草一錢七分

右藥共爲粗末。每服六錢。重病八錢至一兩。用乾蘆根四錢。先煎水碗半。將蘆根水熬藥末兩三沸去渣服。輕者一日二服。三服。重者一時許一服。如急症倉猝不及研。即將此方照分量全蘆根煎。分兩次服亦可。

應驗疫證方

黄花地丁三錢 紫貝天葵二錢 甘草節二錢

荆芥穗二錢 生大黄二錢 穿山甲二錢

牙皂角錢半 金銀花三錢 野菊花三錢

西藏紅花六分　真熊膽三分

如有起毒核現紅色者。將黃花地丁紫貝天葵每味多加二錢。銀花野菊每味加多七錢。同煎服。

經驗鼠疫方　治初起發熱譫語。過一日則舌苔焦黃口渴。六脉數大。其先有內熱。再感天令大毒而發。每起則傳裏。此方連服二三劑。

大生地八錢　新竹茹三錢　大鱉甲一兩

連翹殼二錢　生白芍二錢　金銀花三錢

枯黃芩三錢　苦伏乾三錢

鼠疫毒核散　治鼠疫毒核腫痛。

[illegible]和　一名方[illegible]

生黄芪五錢　煮半夏一錢　杭白菊一錢
車前葉錢半　當歸尾二錢半　明硃砂錢半
連翹殼二錢　軟防風一錢　正蒼木五錢
大生地三錢　生白芍一錢　木通梗一錢
天花粉二錢　黑元參二錢　黑枝子錢半
或加熊胆二分亦妙。
共研細末。每服三錢。開水冲服。日四五服。并塗毒核。如倉猝重症。不及研末。可照分量煎服。

鼠疫驗方　治鼠疫初起。
大青葉三錢　淨青黛二錢　枯黄芩三錢

天花粉 三錢 人中黃 三錢 紫草茸 三錢
連翹殼 三錢 忍冬藤 三錢 生梔子 二錢

驗方 治時疫大熱證。毛疔癍疹標蛇猪毛癍毒核等證。初起頭痛身熱。沈重急宜刮痧多次。

西秦艽 三錢 柏子仁 三錢 生大黃 三錢 後入
粉丹皮 錢半 石菖蒲 錢半 製沒葯 錢半
淨紅花 二錢 枯黃芩 錢半 生甘草 八分

又方

連翹殼 四錢 川黃柏 二錢 錦大黃 三錢 後入
生梔子 三錢 生地黃 三錢 雲黃連 錢半

[illegible]一百六五

杭白芍錢半 忍冬藤錢半 粉甘草錢半

又方

犀角旁錢半 枯黃芩一錢 山梔子二錢

金銀花四錢 川雅連一錢 小生地一兩

綠枳殼一錢 紫蘇葉一錢五分 大元參四錢

粉丹皮一錢 天花粉一錢 鮮竹茹一兩

錦大黃四錢 連翹殼錢半 川朴耳錢半

又方

川雅連三錢 蒲公英四錢 金銀花四錢

紫地丁二錢 甘菊花三錢 枯黃芩三錢

川鬱金三錢 北柴胡二錢五分 紫天葵四錢

小黑豆二兩

又藥散方

當歸尾五錢酒洗 北柴胡一兩 京三稜五錢酒炒

蓬莪术五錢酒炒 連翹殼五錢 黃芩二兩一半用生一半用酒炒

酒黃連三錢 土瓜根一兩酒炒 赤芍藥一錢

龍胆草一兩酒洗炒 蒼术三錢 炙甘草六錢

共研細末。每服七錢。淨煎服。如急証則用開水冲服。若倉猝未及研末。則照方取十分之二藥煎服亦可。孕婦忌服。

塗結核驗方　時疫中人。如遇喉間兩脇大腿夾内一百六十
見有結核。速將此方塗貼。外用青布紮住。日換
三次。則核不痛。大則漸化。小即立消。再服清解
之劑。自可應驗。

山慈姑二錢　紫地丁三錢　蒲公英二錢
鮮瓜蔞五錢　大青葱五根去鬚　大生姜二錢
北細辛五分　江南香五錢

以上諸藥。共研搗如泥漿。同江南香末。調麻油貼
之。如核十分利害者。可加麝香一二厘。方能透發
藥力。倘延久核潰。亦無濟事。

治陰症瘰核方　初起面青心悶譫語者為陰症。若服苦寒藥。則不治矣。宜用升麻當歸身鱉甲甘草各等分。加西藏紅花熊胆等味煎服之。如兼證升麻鱉甲不妨多用。

敷毒核方

生蒲公英二錢生柏桐葉二錢生水萍二錢生天仙子一錢明雄黃末一錢正老冰片五分共杵爛。和蜜糖敷之。抑或用大土煙膏和藥敷患處亦可。

又塗核方

獨脚蓮葉杵爛敷之。或用水芙蓉葉。有花更佳。和生鹽杵成膏。加鴉片膏為心敷之。每一點鐘換藥兩次。或用連鬚葱頭搗爛。加雄黄末冰片調敷。

又法。將毒核用銀針挑破。刮去毒血。用生蟾蜍一隻活剖開肚連五臟敷在核上。用布輕輕紮住。日換三數次。俟流出毒水即愈。

治疫核癰疾方

蛇癩角　磨水飲極為效驗。有用此角觸核以吸毒氣。後將蛇癩角入人乳內。吐出黑水。若經觸核之蛇角。即不可磨水飲。

治鼠疫白泡子法

近來疫證。傳染流行。有人身上四肢。陡起小白泡。如菉豆大。似被湯火傷處。所起之泡子是也。初起覺痛。身有寒熱。急用冷水一盤。加生鹽少許。以手蘸鹽水。在四肢軟凹骨灣處。頻頻拍之。以見紅痧浮面為止。左手起泡。則拍左手灣。右手起泡。則拍右手灣。仍用治毒核之藥敷之。

救鼠疫毛痧法

用生雄雞一隻。剖開雞腹。不要水洗。去腸雜。用清水煎雞。至兩字鐘一時之久。摘取雞毛。用新京青布包裹雞毛。蘸煎雞蛋湯。連擦病人前心坎。後背對心處十餘次。再用糯米粉調冷水搓成條。如麵筋樣。分作數條。搓擦病人心背對照處。定見有毛出。其毛揀入糯米粉內。擦至毛出盡為度。再搓擦手腕、脚腕脉門等處。直俟毛出盡而後止。隨即用熊胆三分。調蜜糖服。服後再服下開之藥方一兩劑即愈。

方用枯黄芩二錢 川黄柏一錢 木通梗錢半

連翹殼二錢 大生地二錢 如有毒核。則用歸尾 法礬 雄黄 牡蠣 紅花 葱頭搗敷。

清瘟解毒飲去桔梗加牛蒡　治鼠疫大熱，發癍結核，衄血，狂躁煩心，口渴嘔逆，讝語不眠。

生石膏二兩　小生地五錢　鮮角蒡二錢

川黃連二錢　生梔子二錢　牛蒡子錢半

枯黃芩二錢　肥知母錢半　赤芍藥錢半

粉丹皮錢半　連翹殼三錢　大元參四錢

鮮竹葉七十片　粉甘草錢半

復病治法

此證最易反覆，有微熱未清而復，有微熱方清而復。以伏邪未盡也，謂之自復。查所復何證，照解毒活血湯按症加藥以清餘熱自然獲愈。有病後或因飽食而復。或因厚味而復。以食物阻滯。謂之食復。輕則損穀自愈。重則消導方痊。如神麯山查麥芽以去滯。自然獲愈。有因梳洗沐浴。多言妄動而復。謂之勞復。脉和症輕。靜養可愈。脉虛症重調補血氣方愈。勿用寒劑。因服參桂而復。急服菉豆山查湯以解之。用清補滋潤藥以調之。以上各症。有核無熱。照方酌減服。若因怒氣房勞而復。最為費手。愈後六七日見脹痛吐瀉等症。已非原病。宜按脉症調治。愈後宜調補。尤宜靜養。節飲食。慎言語。謹起居。戒腦怒。寡嗜慾也。